ESSAI

SUR LES ORIGINES

DU

JOURNALISME MÉDICAL FRANÇAIS

SUIVI DE SA

BIBLIOGRAPHIE

PAR

Le Docteur Achille CHEREAU

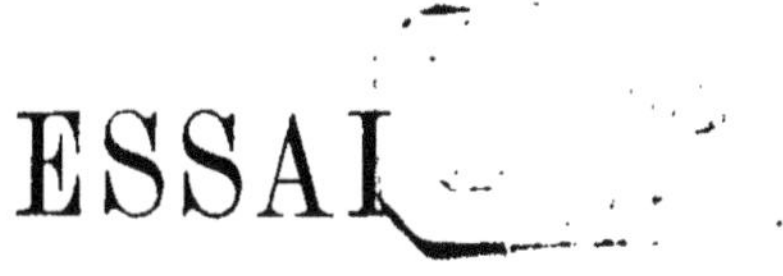

* * *

PARIS

AUX BUREAUX DE L'UNION MÉDICALE

RUE DE LA GRANGE-BATELIÈRE, 11

1867

ESSAI

SUR LES

ORIGINES DU JOURNALISME MÉDICAL FRANÇAIS

SUIVI DE SA

BIBLIOGRAPHIE

I

Le jour de la justice s'est levé depuis longtemps pour Théophraste Renaudot, l'ingénieux, le courageux inventeur de la *Gazette de France*, le fondateur du bureau d'adresses, du Mont-de-Piété, et des consultations charitables. La postérité, par une éclatante et colossale démonstration, a consacré tout ce qu'il y avait de fécond et d'utile dans les conceptions du médecin de Loudun, et elle a assez vengé ce dernier des outrages qu'il a subis pendant sa vie, des difficultés sans nombre qu'il a dû vaincre pas à pas, et de l'opposition haineuse et insensée qu'il a trouvée dans le sein du premier Corps médical du royaume. Rien n'a rebuté cet homme de bien ; procès, calomnies, plaisanteries, tracasseries de toutes sortes, condamnations... le gazettier, comme on l'appelait, le trafiqueur, l'usurier, le charlatan, courtier d'annonces et d'amours, a tout supporté avec un courage inébranlable, soutenu pendant vingt-cinq ans par l'idée qu'il faisait une vaillante chose ; et en dépit de ses ennemis, l'œuvre a grandi... grandi au point de faire de la Presse périodique la maîtresse du monde.

Mais, chose singulière ! Renaudot, médecin, n'a pas songé à créer pour la médecine une tribune spéciale. Quoique primitivement ses *Nouvelles à la main* ne fussent que de petites anecdotes qu'il écrivait lui-même, et qu'il distribuait à ses malades pour les égayer dans leurs infirmités, elles ont pris de suite, sous la presse, le caractère d'un journal quasi-politique, et destiné surtout à la cour. Ce serait en vain que l'on chercherait dans les numéros de la *Gazette* (cette feuille célèbre a vu le jour le 30 mai 1631) quelque reflet, même lointain, d'une idée médicale. La *Gazette* ne fut, comme le dit lui-même son créateur, « que le journal des rois et des puissants de la terre, les autres personnages ne servant ici que d'accessoires. »

Renaudot mourut le 25 octobre 1653, et il se passa encore vingt-six ans avant que la médecine eût son organe particulier de publicité.

Le premier numéro du premier journal de médecine français parut le 28 janvier 1679. Son inventeur avait noms Nicolas de Blégny.

II

Moi, médecin, j'éprouve un grand embarras pour juger ce fameux personnage. S'il était de notre époque, si nous le voyions à l'œuvre, il ne paraît pas douteux que nous fussions amenés à attacher sur son épaule la pancarte du charlatan émérite. Il a, en effet, tous les attributs du charlatan : le verbiage, l'assurance, l'intempérance de paroles, l'invention de remèdes nombreux, bizarres, à étiquettes ruolzées, l'encolure du batailleur, de l'histrion, la témérité, l'ardeur intempestive de l'ambitieux, le clinquant de l'homme de la foire.

De Blégny semble avoir cherché son type dans Théophraste Renaudot. Seulement, comme toutes les imitations, celle-là ne valut pas le modèle. Il y a entre le célèbre gazettier et notre chirurgien la même différence qu'entre un diamant et un quartz habilement taillé et facetté : le premier, d'une valeur considérable, brille par des qualités qui lui sont propres, indépendamment de l'intervention de toute main étrangère; le second, taxé au bas prix de toutes les pierres fausses, ne doit son brillant, son éclat et ses scintillations qu'à une foule de petites machinations, de trucs et de boniments.

Jugez-en :

Tout jeune, il quitte Chaumont, sa ville natale, bien décidé à crier partout qu'il était « noble homme, Nicolas de Blégny, issu de très-noble et ancienne maison de Blégny (1), quoique, de bon compte, son père, Étienne de Blégny, ne fût que maître apothicaire, et sa mère, Marie de Villars, une bonne bourgeoise de la Champagne pouilleuse. Il vient à Paris, le nez au vent, la poche vide du plus petit parchemin universitaire; il avise un sien frère qui habitait depuis plusieurs années la grande ville, et qui y avait acquis à bail la maison de Saint-Cosme, en même temps qu'il jouissait de la haute commission de concierge des Écoles de chirurgie. Descendu chez ce parent, Nicolas ne se fait pas faute de se glisser furtivement dans la salle où se faisaient les chefs-d'œuvre, les leçons, les opérations, les dissections, et d'y attraper, en quelque sorte, les savantes choses qui y étaient enseignées.

La gloire des Ambroise Paré, des Du Verney, des Guy de Chauliac, des Henri de Mondeville lui monte à la tête, et il se fait compagnon chirurgien chez un barbier tenant boutique ouverte, non sans subir chez le patron ces misères si tristement larmoyées par un collègue :

> Les jours maigres de la semaine
> On nous sert des harangs sorets,
> Ou bien des pois et des navets,
> Qu'il faut manger discrètement;
> De la soupe fort médiocrement.
> Pendant le cours du caresme,
> Madame, par dévotion,
> Nous fait languir de faim extrême,
> Mais dans une autre intention.

Pendant quatre ans, il suit, toujours en qualité de compagnon, la clinique de Le Duc, chi-

---

(1) *Blégny*, aujourd'hui *Blézy*, petit village du département de la Haute-Marne, canton de Juzenne-court, arrondissement de Chaumont.

rurgien de la Salpêtrière (1). Il se fait nommer successivement chirurgien de la reine Marie-Thérèse (2), chirurgien des pauvres de la paroisse de St-Cosme (3), un des quatre chirurgiens privilégiés de la cour, en remplacement de Réné Magdeleine de Rosiers (4), chirurgien du corps de Monsieur frère unique de Louis XIV, avec des gages de 1,700 livres (5). Ce qui ne l'empêche pas de tenir une boutique de bandagiste herniaire, de se faire vendeur de drogues sous l'enseigne de son fils.

Il fonde une Académie, un amphithéâtre de dissection, une maison de santé, des bains, des étuves, un livre d'adresses des habitants de Paris.

Il prend d'abord à tâche de ne point se brouiller avec la Faculté de médecine de Paris ; il soumet à son approbation un livre qu'il venait d'écrire sur les maladies vénériennes (6), un autre qu'il compose sur les hernies (7) ; devant notaires, il demande pardon à la revêche compagnie de la rue de la Bûcherie, pour avoir fait afficher des conférences physiques et médicinales (8).

Mais bientôt il combat ouvertement, carrément, par ses écrits, par ses actes, la première École de France, ses priviléges, son autorité, sa tyrannie, son abstention intéressée dans les idées de progrès ; il a l'impudence de dédier un de ses livres « à MM. les docteurs en médecine des Facultés provinciales et étrangères pratiquant à la cour et à Paris. » Il gagne à cela pas mal de horions et beaucoup de procès.

Avec Desnoues, son confrère, il parvient à se faire donner par Pajot, le fossoyeur de St-Sulpice, le cadavre d'une petite fille de 6 ans que tous deux destinaient aux dissections ; ce cadavre leur est enlevé, au nom de la Faculté, par l'huissier Masson, qui trouve le pauvre petit corps dans une gouttière, et notre Blégny est bel et bien condamné, par contumace, au bannissement perpétuel, tandis que son compagnon d'infortunes Desnoues subit le fouet (9).

N'importe ! échappant aux sévérités du Parlement, il marche de l'avant; chaque obstacle qu'il rencontre est un nouvel aiguillon ; il publie livres sur livres (10) (la plupart très-bons,

---

(1) Antoine Le Duc, mort le 19 août 1717, après s'être surtout distingué dans la pratique obstétricale (Devaux, *Ind. fun. chir.*, p. 119). On possède un certificat de Le Duc, portant la date du 1er août 1674, et constatant que de Blégny a été assidu à sa clinique.

(2) Brevet du 17 avril 1674 ; serment le 13 juillet.

(3) Deffitat, curé de Saint-Cosme, le déclare dans un certificat du 15 juillet 1674.

(4) Brevet du 18 juillet 1678.

(5) Brevet du 16 février 1680 ; serment le lendemain entre les mains de Lizot, premier médecin du prince.

(6) 28 juillet 1674.

(7) 1er septembre 1676.

(8) Cet acte notarié est du 25 octobre 1674. On le trouvera *in extenso* dans les Registres manuscrits de la Faculté, t. XV, p. 722.

(9) Cette condamnation est du 13 avril 1678. (Voir : Reg. de la Fac., t. XVI, p. 462-489.— Factum pour maître Nicolas de Blégny, in-4o. Bibl. imp., Rec. de Thoisy, matièr. ecclés., t. 72, fol. 111.)

(10) En voici la liste :

1o *L'art de guérir les hernies et descentes*, etc. Paris, 1676, in-12 ; 1688, in-12.

2o *L'art de guérir les maladies vénériennes*, etc. Paris, 1677, in-12, 3 vol.; La Haye, 1696, in-12. 3 vol.

3o *La découverte du remède anglais pour la guérison des fièvres*. Paris, 1680, 1682, 1689, 1693 ; in-12.

4o *Le messager céleste*, contenant les nouvelles découvertes faites dans le ciel depuis l'invention de la lunette d'approche. Paris, 1681, in-12.

remarquez-le bien). Il frappe à la porte de la communauté de Saint-Cosme qui le repousse ; il ne songe même pas à se faire ouvrir le sacré palais de la rue de la Bûcherie ; mais la Faculté de Caen le doctorifie, et, après l'avoir revêtu de la robe de pourpre, du chaperon, de l'hermine, du livre, de l'anneau d'or, des gants et du bonnet, elle lui délivre un diplôme portant ces signatures : P. de Mezeray, doyen ; Maheu, Calard, Postel (1).

Maître Nicolas peut devenir alors médecin ordinaire de la maison de Monsieur (2), narguer la Faculté de Paris, faire la médecine dans la capitale comme les autres docteurs approuvés, y tenir un laboratoire (3), serrer la main sympathique de Daquin, premier médecin du roi, qui l'encourage, le pousse dans la voie des innovations, des annonces.

Car, il faut bien le dire : Daquin, issu de la Faculté de Montpellier, et qui, pour ce motif, était l'ennemi-né de l'école de Paris ; Daquin, qui du faîte des grandeurs, devait tomber, lui et sa famille, dans une disgrâce complète, et aller mourir exilé à Vichy ; Daquin, enfin, le créateur de la Chambre royale (4), comprit, avec un flair merveilleux, le parti qu'il pourrait tirer d'un homme tel que de Blégny, lequel, « bien fait, toujours proprement vêtu, parlant et écrivant aisément, studieux, inventif, laborieux (5), » serait un docile instrument à ses projets.

Miner l'autorité séculaire de la Faculté de Paris, amoindrir son prestige, dompter son orgueil, tel fut toujours le but de cet archiâtre royal, qui battit, en quelque sorte, la grosse caisse sur le dos de maître Nicolas.

Se sentant si fortement appuyé, ce dernier, dont l'activité est prodigieuse, institue chez lui, rue Guénégaud, des conférences dans lesquelles sont débattues les diverses questions scientifiques, l'intérêt des découvertes qui voyaient le jour ; il ouvre, encore chez lui, une infirmerie pour les pauvres honteux ; il fonde une colossale maison de santé, où riches et pauvres pouvaient avoir l'espoir de guérir de leurs infirmités, un laboratoire de chimie qu'il ne craint pas de baptiser de *Laboratoire des Quatre-Nations,* par cela seul que ses fourneaux chauffent sur la place de ce nom ; il invente, comme je l'ai déjà dit, un véritable almanach des 25,000 adresses, qui n'est pas le bouquin le moins curieux de ses livres, et qui fait aujourd'hui nos délices ; il coopère activement à la traduction du *Nuntius sidereus* de Galilée, battant ainsi en brèche la vanité de l'astrologie et les fourberies des astrologues (6) ; il reçoit l'approbation

5° *La doctrine des rapports de chirurgie.* Lyon, 1684, in-12.

6° *Du bon usage du thé, du café et du chocolat pour la préservation et la guérison des maladies,* 1687 ; in-12.

7° *Secrets concernant la beauté et la santé.* Paris, 1688 et 1689 ; in-8°, 2 vol.

8° Plusieurs factums, plusieurs pamphlets, et des mémoires historiques.

(1) Ce doctorat est du 8 octobre 1683. Il y a une lettre du doyen de la Faculté de Caen qui le confirme, et qui est datée du 16 novembre 1683.

(2) Brevet du 25 janvier 1685.

(3) Arrêt du Grand conseil ; 9 mars 1688.

(4) 11 avril 1673.

(5) Voyez Dionis, *Cours d'opérations,* édit. de De La Faye, 1757 ; in-8°, p. 330.

(6) Cette traduction n'est pas de Blégny, mais de l'abbé de Castelet. De Blégny l'a insérée sous le titre de *Messager céleste* dans un numéro extraordinaire de son *Journal de médecine* (1er octobre 1681), et l'a fait imprimer à part (1681, in-12). Les astrologues y sont peints de main de maître :

Adorables et saints prophètes,
Des règles, des destins, sublimes interprètes

d'hommes considérables de l'époque : de Hue de la Sablonnière, vice-chancelier de l'Ordre hospitalier du Saint-Esprit; de Lizot, premier médecin de la reine; de Falconet, doyen du Collége de médecine de Lyon; du célèbre Génevois Théophile Bonnet, et d'autres; il propage l'usage du thé, du café, du chocolat, qu'il prépare dans des cafetières et chocolatières de son crû; il invente le bandage à ressort brisé et à vis contre la hernie; il établit des manufactures de ces instruments de contention; pour faire niche à nos parfumeurs d'aujourd'hui, il lance dans le monde aristocratique des « cassolettes royales à lampe et à girandoles servant à parfumer et à désinfecter les chambres pour le plaisir et la santé; » les pharmacies portatives peuvent le prendre pour leur père, car on a de lui « le Trésor d'Esculape, qui n'occupe que la quatrième partie d'une poche ordinaire, et qui contient diverses boètes et fioles de remèdes; » il redresse les yeux « bigles » avec des bésicles à ressort; on lui doit « une machine admirable qui n'est qu'aussi grande et presque aussi pesante qu'une médiocre marmite, et dans laquelle on peut préparer toutes sortes d'aliments et de ragoûts, rôts, bouillon, fritures, grillades, pâtisseries, *sans bois ni charbon*; » il arrache à l'Anglais Talbot la manière d'administrer le quinquina dans les fièvres; il a émis dans son livre sur la syphilis des idées bonnes la plupart à prendre; il invente, enfin, le *Journalisme médical*, et son journal est traduit en latin, sous le titre de *Zodiacus Gallicus*, par Théophile Bonnet, et publié ainsi à Genève (1).

Puis, après une vie extraordinairement agitée, notre héros est coffré pendant plusieurs années, d'abord au For-l'Évêque (2), puis au château d'Angers. Là, il se jette dans les bras de la religion, sinon par conviction, du moins par intérêt et pour s'attirer la commisération du roi; il se rappelle qu'il a été, dans le temps, chevalier de grâce et d'obédience de la commanderie hospitalière du Saint-Esprit de Montpellier (3). Cette compagnie, fondée en 1198 par Innocent III, et qui faisait vœu de chasteté, de pauvreté et d'obéissance, soignant les pèlerins malades, les pauvres et les enfants trouvés, est perdue, fusionnée par un édit royal (4) dans celle des hospitaliers du Mont-Carmel. Notre Nicolas cherche alors à la relever. Par des donations en bonne forme (5), dans lesquelles il fait intervenir sa femme, Charlotte Galois, il lui alloue tous les biens qu'il possédait au faubourg Saint-Antoine, là où précédemment il avait trôné en qualité de directeur de la Maison de santé de Popincourt; il veut seulement, en échange, que la confrérie y fonde, soit un hospice sous le vocable de Sainte-Marthe, pour y recevoir les pauvres incommodés de descentes, soit une maison sous le titre du Saint-Esprit, « pour y loger, nourrir, panser et médicamenter autant de soldats invalides qu'il se pourra, tant de la maison que des armées du roi. » Les biens que de Blégny possédait sur la grande place de Chaumont, devant la principale église, ceux qui revenaient du côté de sa femme, et

. . . .
Calmez votre courroux :
Je vois que vous êtes tous
De grands fourbes et de grands fous.

(1) Ordre du roi du 4 juin 1693.

(2) Zodiacus medico-gallicus, sive miscellaneorum medico-physicorum gallicorum, titulo recens in re medicâ et naturali exploratorum, uno cum mense Parisiis gallice prodeuntium annus secundus, scilicet, 1680; auctore Nicolao de Blégny; Genève, 1682. in-4°.

(3) Lettre de Hue de la Sablonnière, 17 septembre 1672.

(4) Décembre 1672.

(5) 24 janvier, 18 avril, 23 mai 1693

qui se trouvaient à Bar-sur-Aube, à Bereville, à Rizancourt, des sommes d'argent, soit effectives, soit éventuelles, passent dans cette fondation..... laquelle n'a jamais eu de résultat. Il y a encore, de cet homme extraordinaire, une offre qu'il fait à Louis XIV (1) de « servir et de faire servir gratuitement à la suite des corps et armées de S. M., d'être nommé médecin en chef de la milice et de l'hôpital ambulatoire du dit ordre pour agir contre les infidèles, hérétiques et schismatiques. »

Tous ces beaux projets ne réussissant pas, toutes ces offres magnifiques étant dédaignées, notre homme apprend, dans la solitude de la prison d'Angers, qu'il y a dans cette ville une ancienne commanderie du Saint-Esprit dont tous les biens avaient été usurpés, et qui ne demandait pas mieux que de se reformer. Aussitôt, il anéantit les donations de l'année 1693, et en fait profiter ses confrères d'Angers (2). Il fait plus : le feu sacré dont il est embrasé le pousse à exercer sa bienfaisance jusque sur les habitants de... Cayenne. Justement, un M. Folio des Roses et sa sœur, Mᵐᵉ de Chanzeau, qui comptent parmi les notables de Cayenne, sont de passage à Angers. De Blégny leur fait ses offres, et, le 24 octobre 1696, un contrat intervient qui fonde définitivement au delà des mers « une maison hospitalière sous la juridiction et dépendance de l'ordre du Saint-Esprit. » Cela est signé ainsi : « De Blégny, chevalier, sieur d'Authun et de Cérilly, médecin ordinaire du roi et de Monsieur, institué sous le bon plaisir de S. M., commandeur, premier médecin et administrateur général de l'ancien ordre, milice et religion hospitalière du Saint-Esprit de Montpellier, demeurant ordinairement en la ville de Paris, au quartier de Popincourt, et étant de présent au château de la ville d'Angers. »

Je ne sais ce qui est advenu de cet hôpital fondé à Cayenne. Ce qu'il y a de sûr, c'est qu'une correspondance s'établit entre notre Nicolas et le sieur Folio des Roses. J'ai vu une lettre que de Blégny lui écrivait le 8 juillet 1697. Il lui annonce l'envoi :

1° Du sieur Rémond, « médecin savant, chirurgien expert, anatomiste exact, apothicaire habile, chimiste industrieux, accoucheur adroit, oculiste excellent, artiste ingénieux, véritable médecin policreste, c'est-à-dire général pour toutes espèces de maladies curables. »

2° Un coffre médicinal.

3° Le premier tome de *L'histoire générale de la chevalerie chrétienne* (par de Blégny).

4° Un mémoire concernant le bon usage et les propriétés des remèdes requis généraux et spécifiques : du sel de rosée, du purge-tout, du sirop de purge–bile, du sirop de purge-doux, des panacées rustiques, de la quintescence sudorifique, de la terre-sainte, de l'orviétan original (3).

Enfin, de Blégny peut sortir du château d'Angers, et il va terminer sa vertigineuse existence à Avignon, non pas oublié, mais haï des médecins de bonne roche, et des chirurgiens gradués,

---

(1) 24 décembre 1693.

(2) Actes des 23 juillet et 8 août 1696.

(3) Pour plus de détails sur les excentricités de notre héros, on doit consulter les documents suivants, qui sont encore sortis de sa plume :

1° *Fragment d'un projet d'histoire concernant la chevalerie chrétienne*, etc. Paris, 1697 ; in-4° de 44 pages.

2° *Tiltres principaux et accessoires*, etc. Paris, in-4° (S. l. n. d.).

3° *Factum pour maître Nicolas de Blégny*, etc. Paris, in-4° (S. l. n. d.).

qui lèvent les mains au ciel en signe de satisfaction, lorsqu'ils apprennent qu'ils sont enfin débarrassés de celui qui avait été, durant tant d'années, leur bête noire, leur *blatero, nebulo,* le bastillé bastillable.

Son fils, Marc-Antoine de Blégny, a laissé la réputation d'un pharmacien intègre ; son frère aîné, Étienne de Blégny, maître d'écriture et vérificateur estimé au Parlement, fort employé au Palais pour les chiffres, et qui n'a pas pourtant échappé à la Bastille (1682), a laissé le livre suivant : *L'Ortografe française,* etc., Paris, 1683 ; in-12.

III

Parmi les inventions qui sont sorties du cerveau fécond de notre Nicolas, il en est une qu'on ne doit pas oublier : je veux parler de son *Almanach des adresses de Paris.*

Oui... en cette année 1691, un véritable *Indicateur parisien,* un *Almanach des* 25,000 *adresses,* un *Almanach Bottin,* mais en raccourci, à l'état d'embryon. De Blégny le publia sous le pseudonyme d'Abraham Du Pradel, et sous ce titre :

Les adresses de la ville de Paris avec le trésor des almanachs, livre commode en tous lieux, en tous temps et en toutes conditions, par Abraham Du Pradel, astronome lyonnais. Paris, chez la veuve de Denis Nion, marchand libraire sur le quai de Nesle, au coin de la rue Guénégaud, à l'image sainte Monique ; 1691, in-12 (1).

Rien de plus curieux que ce livre où l'on voit en quelque sorte, vivant, se remuant, j'allais presque dire grouillant, le monde parisien de toutes les classes : maîtres de danse, maîtres d'armes, de langues, artistes, peintres, sculpteurs, musiciens, amateurs, bibliophiles, collectionneurs, tapissiers, orfévres, épiciers, fripiers, loueurs d'habits à l'année, perruquiers, barbiers-étuvistes, hôteliers, aubergistes, loueurs de calèches à 20 sous l'heure, etc., etc. Et les apothicaires qui se tenaient pour la plupart rue des Lombards, et dont le bureau siégeait au petit cloître Sainte-Opportune ! Entrez dans leurs boutiques, vous y verrez une eau vulnéraire qui guérit le scorbut et les ulcères de la gorge ; une eau anodine qui apaise les douleurs de dents ; une liqueur de Jouvence, qui rectifie les constitutions vicieuses ; les eaux d'Ange, de Cordoue, d'amarante, de fleurs d'oranger, de thym ; l'emplâtre philosophique ; le trésor d'Esculape, etc.

De Blégny ne s'est pas oublié, comme bien on pense, dans *son* almanach, et il s'y annonce à grand renfort de clarinette et de trombone :

« Il y a à Paris plusieurs savants qui tiennent des conférences publiques dans lesquelles on « vérifie les nouvelles découvertes... La plus considérable est celle de médecine, qui est éta-« blie par ordre de la cour, et qui est disciplinée sur le pied des Académies d'établissement « royal. Elle a pour sujet toutes les sciences naturelles et les arts qui en dépendent. M. de « Blégny, par qui elle est dirigée, a l'avantage d'avoir pratiqué et enseigné successivement « toutes les parties de la philosophie et de la médecine. Il a composé dix-huit volumes très-« curieux..... Il s'est retiré depuis quelque temps à son jardin médicinal, à l'entrée du fau-

---

(1) L'année suivante, ce livre curieux change de titre, et s'appelle *Le livre commode,* etc., 1692, in-8º. M. Le Roux de Lincy a consacré une notice sur cette rareté bibliographique (*Gaz. des Beaux-Arts,* 1858. in-8º, p. 221). M. Ed. Fournier en cause aussi très-agréablement (*Paris démoli,* 1855, p. 20), mais il ne se doute pas que Du Pradel cache de Blégny.

« bourg Saint-Antoine, grande rue de Pincourt, où il tient une pension pour les malades ;
« mais on ne laisse pas de le trouver presque tout le jour chez M. son fils, apothicaire du roy,
« à l'entrée de la rue Guénégaud, où il tient ses conférences en hiver, ne les ayant établies
« l'été à Pincourt qu'à cause des plantes médicinales qu'il y fait élever pour la satisfaction et
« l'utilité des médecins, chirurgiens et artistes qui sont sous sa direction, et qui s'y rendent
« les dimanches après le service divin, pour conférer à l'ordinaire, et consulter sur les indis-
« positions des malades qui se présentent, et à qui l'on donne gratuitement les ordonnances
« et délibérations. Mais en hiver, la conférence de la rue Guénégaud se tient les jeudis non
« festés, et commence à trois heures.....

« C'est à Pincourt que M. de Blégny fait cultiver un jardin médicinal pour les simples qu'il
« fait entrer dans les baignoires sèches et dans les étuves vaporeuses qu'il a inventées pour la
« guérison des paralysies et des rhumatismes invétérés. Les malades qui y sont traités y trou-
« vent cet avantage, qu'ils y sont agréablement logés, exactement traités, libéralement nour-
« ris, pour un écu par jour, et même pour quarante sols lorsqu'il s'agit de fièvres, de pleuré-
« sies, et généralement des maladies qui demandent un régime exact : ce qui est d'une com-
« modité particulière pour les gens d'auberges et de service.

« Ce médecin, qui a longtemps pratiqué la chirurgie, a d'ailleurs acquis, dans le même voi-
« sinage, une maison particulière où il fait administrer les grands remèdes, pour quatre livres
« par jour, toute dépense comprise...... On dit qu'il a nouvellement inventé un expédient
« infaillible pour préserver tout le royaume, et pour toujours, de la maladie vénérienne ; mais
« on croit qu'il ne le publiera qu'après avoir obtenu la récompense qu'il poursuit..... Placé à
« Pincourt, dans une rue entre la porte Saint-Louis et la porte Saint-Antoine, au milieu de
« cette même rue, à l'opposé du cours planté sur le rempart Saint-Antoine, l'établissement de
« M. de Blégny se compose d'un corps principal et de deux ailes ; il y a au bout un grand
« jardin, au-dessus d'une haute terrasse en parterre, un pavillon, un belvéder, d'où l'on
« découvre de tous côtés des vignobles, des plaines, etc., bibliothèque, laboratoire, plantes
« médicinales, eaux minérales, bains, étuves, accoucheurs, sages-femmes ; salle pour les ma-
« niaques et aliénés ; salle pour les vénériens. Les indigents peuvent être traités à 20 et 30
« sols par jour ; chambres à 4, 5 et 6 livres. Les médecins dudit établissement donnent à dîner
« tous les dimanches, à douze pauvres honteux, dans le jardin médicinal de Pincourt, où ils
« sont servis par M. le directeur..... »

IV

Ç'eût été miracle qu'un tel homme ne s'attirât pas les foudres de la très-docte, très-sage et très-salubre Faculté de médecine de Paris. Elle avait sévi contre plus d'un de ses propres membres qui, peu soucieux des statuts constitutifs de l'ancienne compagnie, avaient publié des livres sans son approbation, consulté avec des médecins étrangers, affiché des cours publics, renié les principes d'Hippocrate, adopté les idées nouvelles et bonnes qui pouvaient se faire jour. Pouvait-elle rester indifférente devant ce pseudo-chirurgien, lequel, sans titre, sans garantie universitaire, et avec le seul appui que lui prêtaient tacitement des hommes de cour, avait pris à tâche d'employer toutes les forces vives de son génie charlatanesque à miner l'autorité séculaire de la célèbre École, à déverser sur elle la plaisanterie et le ridi-cule, et à la placer au second rang dans tout ce qui intéressait la santé publique ?... Pouvait-

elle laisser passer sans froncer son sourcil olympien, cette profession de foi que le Champenois
ne craignit pas de faire imprimer dans le premier numéro de son journal?

« Il faut demeurer d'accord que les vrays médecins sont ceux qui sçavent guérir les mala-
« dies sans de vaines ostentations ; que les charlatans, au contraire, sont ceux qui amusent
« les hommes de belles paroles, qui leur donnent des mots au lieu de remèdes, et qui n'ont
« pour fin de toutes leurs actions que la multiplicité des visites ; que le bonnet ne donne
« point le sçavoir ; que tous les docteurs ne sont pas doctes ; qu'un bon remède se peut
« trouver en toutes sortes de mains ; que le grec et le latin sont plus propres pour disputer
« des thèses que pour traiter des malades ; qu'Hippocrate, non plus que les autres, n'a pas
« tout sceu ; que le mérite est personnel et impropre à se communiquer à toute une Faculté ;
« et, enfin, que, s'il y a des docteurs en médecine qui soient véritablement médecins, il y a
« aussi de vrays médecins qui ne sont point docteurs en médecine.

« En effet, sans rechercher ce que les siècles passés nous peuvent fournir d'exemples de
« cette vérité, nous avons aujourd'hui assez de quoi nous en convaincre dans des personnes
« de différents caractères : M. Sanguin entre les personnes de qualité, M. Le Prieur de Cha-
« brières entre les ecclésiastiques, le père Ange entre les religieux, le médecin des Bœufs
« entre les païsans ; enfin, notre médecin anglais entre les estrangers non lettrés, sont
« des gens qui ont fait un fort grand bruit dans le monde, et qui, sans avoir pris les degrés
« de licence, ny le bonnet de docteur, n'ont pas laissé de s'acquérir de rares talents... Tous
« sont médecins parce qu'ils traitent et guérissent les maladies, et nul n'est docteur, receu ny
« agrégé dans aucun Collége, ny dans aucune Faculté, parce que les uns ne pourroient
« prendre ce titre sans déroger à leur naissance et à leur qualité, parce que les autres ont
« pensé qu'il est inutile de faire de la dépense pour passer par des cérémonies qui n'ajoutent
« presque rien aux avantages naturels ou acquis. »

La Faculté ne put contenir sa colère devant un tel langage d'un tel homme, et elle résolut
de l'anéantir pour toujours en le faisant déchoir d'un privilége royal qu'il avait obtenu pour la
publication de sa feuille périodique (1).

Un jour, le 21 janvier 1682, les voisins de l'École de médecine de la rue de la Bûcherie
ont pu voir le doyen, Nicolas Liénard, sortir du sacré palais accompagné de plusieurs docteurs régents, tous en grand costume ; la vénérable députation allait rendre visite à Monsieur,
frère unique du roi, et admise auprès de Son Altesse Royale, elle lui débitait le discours
suivant :

« C'est la Faculté de médecine de Paris, Monsieur, qui vient se jetter aux pieds de Votre
Altesse Royale, et vous rendre les respects les plus profonds dont elle est capable. Elle y vient
aussy, Monsieur, pour se justifier de la conduite qu'elle s'est depuis peu sentie obligée, pour
ne se pas perdre elle-même, de tenir à l'égard d'un homme qui n'a rien de considérable que
la qualité de chirurgien ordinaire de V. A. R. qu'il n'a jamais méritée, et pour la désabuser
des impressions fâcheuses qu'elle a appris avec douleur qu'il avait voulu donner contre elle,
comme si la Faculté de médecine, remplie de tant de personnes vénérables par leur doctrine

---

(1) Ce privilége est du 2 février 1679. Il concède à de Blégny le droit de publier, pendant six ans, les
Nouvelles découvertes, dont deux exemplaires seront déposés à la bibliothèque publique, un au cabinet des
livres du château du Louvre, et un à la bibliothèque du chancelier de France.

et par leur sagesse, pouvait manquer de respect pour un sang aussy royal et aussy auguste que le vostre.

« Nous ne donnons, pour témoin du contraire, Monsieur, que la soumission que nous marquâmes l'année passée à abandonner le plus honorable et le plus essentiel de nos droits au seul nom de V. A. R., puisque la Faculté se relàcha au point de souffrir que le s^r Blégny enlevât un corps sans en prendre d'elle la permission par une requête signée de son Doyen qui a aujourd'huy l'honneur de paraître devant vous, et qu'elle souffrit qu'il fît publiquement, à prix d'argent qu'il tire des aspirants en médecine et en chirurgie, des discours d'anatomie et des opérations sur le cadavre; ce qu'elle ne souffrit, assurément, que parce qu'il employa pour cela un aussy grand nom que celui de V. A. R., qu'il ne devrait jamais nommer qu'avec le même respect et la même religion qu'on faisait autrefois à Rome de celui des Césars.

« Nous fûmes pourtant bien aises de vous donner, Monsieur, ces marques de notre soumission. Il est vray que la Faculté ne se persuada pas que cela la dût engager pour la suitte, et que ce fût l'intention de V. A. R., équitable comme elle est, que le s^r Blégny prétendît pour les années suivantes, et pour toujours, jouir de cet avantage, pour lequel il l'avait sans doute surprise la première fois, et qu'il y allait d'une dangereuse conséquence pour la Faculté, puisqu'il y va de sa ruine entière et de son establissement le plus solide, si d'autres qu'elle pouvaient, sans la permission à elle seule accordée par nos Roys, et authoriséepar tant et tant d'arrests des Parlements, s'ingérer d'enseigner et de faire des Académies ou des Écoles publiques de médecine et de chirurgie.

« Monsieur Tauvret, premier chirurgien de V. A. R., peut encore estre un tesmoin à la Faculté, que luy ayant demandé l'an passé un cadavre pour les chirurgiens des maisons royales, et qu'ayant présenté à son Doyen une requeste à ce sujet, elle le luy accorda aussitôt pour en faire l'anatomie. Tant il est vray que nous ne manquons pas, dans toutes les occasions où il s'agit de marquer notre respect pour tout ce qui porte le nom auguste du Roy et le vostre, Monsieur, de faire bien nostre debvoir, en conservant, autant que nous le pouvons pourtant, et comme il est raisonnable, nos intérêts et les droits que nos travaux, nos veilles, et nos estudes pour le service de Sa Majesté, pour le vostre, Monsieur, et pour celuy du public, nous ont acquis à si bon titre.

« Voilà, Monsieur, ce que la Faculté de médecine de Paris avait aujourd'huy à représenter à Vostre A. R., en la suppliant très-humblement de vouloir bien la couvrir de vostre protection et de la justice que vous faictes à tout le monde en qualité de frère du plus juste de tous les Roys, contre les violences et les entreprises téméraires du sieur Blégny, criminel et punissable de ce qu'il prophane en tous lieux et en toutes rencontres vostre grand nom, pour s'en appuyer contre une des plus honorables et des plus savantes compagnies du monde, qui renoncera toujours très-volontiers à tous ses avantages, pour le seul titre glorieux, Monsieur, de très-humbles et très-obéissants serviteurs de Vostre Altesse Royale, les Doyen et docteurs en médecine de la Faculté de Paris (1). »

Un autre jour (2 mars 1682), c'était le chancelier de France, Michel Le Tellier, qui donnait audience, sur le même sujet, au Doyen Nicolas Liénard, lequel, flanqué de plusieurs docteurs

____

(1) Reg. de la Fac., t. XVI, p. 405 et 406.

régents, sut s'attirer la bienveillance du haut magistrat par la harangue remarquable que voici :

Discours prononcé devant le chancelier de France par la Faculté de médecine.

« Monseigneur,

« La Faculté de médecine de Paris vient se jetter aux pieds de Vostre Grandeur pour luy demander justice contre le nommé Blégny, cy-devant bedeau des M^{res} chirurgiens jurés et des sages-femmes de Paris, lequel fait aujourd'huy contre elle, contre ses droits et ses priviléges, les mesmes entreprises téméraires, violentes, que tenta autrefois vainement de faire l'autheur du *Bureau d'adresse* et l'inventeur de la *Gazette de France* (1). Il promet publiquement, Monseigneur, par les méchans livres où quelques autheurs à gages qui écrivent pour luy mettent son nom, de faire des establissemens d'hôpitaux pour les pauvres, des visites réglées pour les malades misérables, des leçons publiques de médecine, de chirurgie et de chymie; des Académies et des conférences ouvertes sur le fait des uns et des autres de la science; un débit de remèdes et de prétendus secrets dont il abuse le public; en un mot, des livres imprimés contre la disposition de plusieurs arrests du Parlement, sans les faire auparavant examiner et approuver par la Faculté, qui eût autrefois, à pareille occasion, le bonheur de se voir appuyer contre le gazetier par M. le chancelier Séguier, d'heureuse mémoire, et par le Parlement, qui lui firent également de très-expresses défenses de rien entreprendre de semblable, sous des peines très-rigoureuses.

« Ce sont là, Monseigneur, les grands projets, les hautes idées et les vastes desseins du nommé Blégny, qui, se voyant appuyé d'un privilége, pour lequel il a sans doute surpris la religion de deffunt M. le chancelier dès le mois de février 1679, ne se borne pas aux seules entreprises de cet homme ambitieux qu'il veut copier; mais poussant plus loing sa témérité, sous prétexte de faire part au public de quelques nouvelles découvertes de médecine, — ce qui ne luy peut en façon quelconque appartenir, — abuse du privilége du roy pour outrager et mettre en pièces de la manière la plus cruelle la Faculté de médecine et la communauté des M^{rs} chirurgiens de Paris, par le seul chagrin qu'il a de n'avoir autrefois pû estre reçu dans la dernière pour son ignorance et pour ses mauvaises mœurs.

« Vostre Grandeur, Monseigneur, connoitra la vérité de ce que j'ose bien luy avancer, par la lecture qu'il luy plaira ordonner d'estre faite par des personnes habiles, de quelques-uns des ouvrages prétendus du nommé Blégny, qu'ils trouveront pleins d'impostures, de faits faux, de méchantes railleries, et les plus fades, ainsi que des plus injurieuses plaisanteries du monde contre la médecine et la chirurgie : osant bien promettre par avance, comme font les comédiens par leurs affiches (2), de grandes pièces contre un discours que le doyen de la Faculté de médecine, que vous honorrez aujourd'hui de vostre audience, eût l'honneur de faire sur son sujet à Son Altesse royale Monsieur, au mois de janvier dernier, à la tête de la Compagnie, en son palais, à Paris; apportant sa légèreté naturelle jusqu'à contester audit doyen, par un écrit public, sa qualité de conseiller médecin ordinaire du roy, qui se peut aisément justifier par le

(1) On reconnaît là Théophraste Renaudot.
(2) Remarquez cette allusion de la Faculté de médecine sur le *Malade imaginaire* de Molière.

brevet qu'il a l'honneur d'en avoir eu en bonne forme, de deffunt M. Vallot, son premier médecin, il y a plus de vingt ans.

« Toutes ces raisons, Monseigneur, ont porté la Faculté à présenter à vostre Grandeur une requeste à ce qu'il vous plaise ordonner que le nommé Blégny rapportera son privilége pour en avoir fait un mauvais usage en employant à écrire contre l'honneur de la Faculté de médecine et de la chirurgie, luy faisant défense de s'en servir à l'avenir, de récidiver dans les injures atroces et les calomnies outrageantes qu'il fait tous les jours à l'une et à l'autre. Pour le surplus, et pour la réparation de celles qu'il nous a faites jusqu'ici, renvoyer les suppliants au Parlement de Paris. Ce qui les obligera, Monseigneur, de pousser des vœux au ciel, à ce qu'il comble vostre Grandeur des années de Nestor, dont vous avez toujours eu la prudence et la sagesse, et à vous conserver une vie immortelle pour le bien de l'Église et du public, pour le service du roy, pour la gloire de l'État, et pour la protection particulière de vos très-humbles et très obéissants serviteurs (1). »

Ai-je besoin de dire que ces démarches de nos illustres pères eurent un plein succès, et que, par un arrêt du Conseil privé du roi, rendu le 24 mars 1682, le privilége fut retiré à maître Nicolas?... « Le roi, en ses conseils, a ordonné et ordonne que les lettres portant permission d'imprimer les *Nouvelles découvertes en médecine* accordées audit Blégny, le 2 février 1679, seront rapportées; et, cependant, lui fait, Sa Majesté, très expresse inhibition et défenses, et à tous marchands libraires et autres, de vendre ny distribuer..... sur peine de désobéissance et de punition, jusqu'à ce qu'autrement par Sa Majesté, y eut été ordonné (2). »

Ah! l'on voit bien que le puissant appui que Blégny avait eu jusqu'ici à la cour commence à lui échapper, et que le haut patronage du premier médecin du roi lui fait défaut! L'influence de Daquin est minée de tous côtés; l'archiâtre, par son ambition, par son avarice et par des calomnies de palais, a attiré l'orage sur sa tête; le flot monte, monte toujours, et va bientôt engloutir l'imprudent. De Blégny, le docile instrument du médecin de Montpellier, a aussi, comme de juste, sa large part dans le désastre : on commence par lui briser la plume; on le jettera bientôt en prison!

V

Il faut que le journalisme médical français en prenne son parti : il a pour père l'homme dont nous venons d'esquisser à grands traits la vie aventureuse et tourmentée; les feuilles périodiques destinées à enregistrer les faits médicaux découlent de cette origine tant soit peu suspecte, de cet écu de mauvais aloi, à la fasce d'effronterie, au chef sans vergogne, au pal aiguisé d'astuce, à la bande batailleuse, au chevron d'ambition, aux frettes charlatanesques, aux besants d'histrion, engoulé de colère, engrelé de véhémence, mais, brochant sur le tout, talents incontestables, génie inventif, ardent amour du progrès, résistance opiniâtre au *statu quo*, aux vieilles traditions, au sommeil, au repos.

Nicolas de Blégny va nous dire lui-même dans le premier numéro de son *Journal des nouvelles découvertes en médecine* (janvier 1679), comment il entend mettre à exécution son projet.

« Ce que l'autheur s'est proposé pour la composition de cet ouvrage, est de recueillir toutes

(1) Reg. de la Fac., t. XVI, p. 418. A été aussi imprimé. Paris, in-4° (S. l. n. d.).
(2) Reg. de la Fac., t. XVI, p. 420.

« les découvertes, les expériences et les observations qu'il pourra recouvrer concernant la
« médecine... Pour donner à ces découvertes toute l'utilité et tout l'agrément qu'elles peuvent
« avoir, on aura soin de les publier avant qu'elles ayent perdu la grace de la nouveauté ; et
« pour cela, on les distribuera vers la fin de chaque mois en deux cahiers de douze feuilles
« chacun, dans lesquels on comprendra tout ce qui aura été recouvert durant le cours du
« même mois ; et afin que ces cahiers puissent être mieux conservés, et rendus portatifs, on
« leur donnera la forme d'un livre in-12, et on procurera ainsi à ceux qui les prendront la
« facilité d'en faire un livre complet en les faisant relier tous ensemble à la fin de chaque
« année... Quand il sera nécessaire d'y ajouter des figures pour l'intelligence des matières, on
« les fera graver en taille douce le plus exactement qu'il sera possible... Et comme l'autheur
« ne regarde que l'intérêt du public, les deux cahiers de chaque mois se donneront toujours
« pour le prix de cinq sols qu'il croit suffisant pour le rembourser des frais. Mais il demande
« aussi à ceux qui luy envoyeront des mémoires de dehors, la grace d'affranchir les ports de
« lettres.

« Par ce moyen, en faisant la seule dépense de cinq sols chaque mois, ceux qui s'attachent
« à la médecine se pourront procurer l'avantage d'apprendre en tout temps ce qui se décou-
« vrira de plus singulier dans cette science, et d'avoir à la fin de chaque année un volume
« en blanc d'une grosseur considérable, qui ne reviendra qu'à un escu, et tout relié en veau
« à trois livres huit sols, ces sortes de reliures ne coûtant que sept ou huit sols au plus.

« Il est à remarquer que l'autheur feint d'adresser à un médecin de province tout ce qu'il
« écrit, parce qu'il a jugé la disposition des lettres plus propre à son dessein, que celle des
« chapitres. . . . . . On décrira toujours les nouvelles découvertes à mesure qu'on en recevra
« les mémoires ; ainsi, on n'aura aucun égard ny à la qualité des inventeurs, ny à l'excel-
« lence des matières dans la disposition de cet ouvrage ; mais comme la chose se doit faire
« ainsi par une nécessité indispensable, elle ne diminuera rien des prétentions que les parti-
« culiers peuvent avoir sur la dignité des rangs, et une observation curieuse ne sera pas
« moins estimée à la fin qu'au commencement de chaque livre. . . . . . »

Le premier cahier, celui de Janvier, et qui est signé : à Paris, le 28 janvier 1679, contient
30 pages. Il parle du fameux fébrifuge anglais de Talbot, de l'*élixir de Rabel*, et est enrichi
d'un mémoire sur les plaies en général. Le deuxième cahier, celui de février, et qui porte
cette date : 29 février 1679, a 48 pages, occupées, il est vrai, presque tout entières par un
Discours sur une grossesse de 25 ans, par Guillaume Subercasaux, docteur en médecine.

Dans cette première année de son journal, Nicolas de Blégny avait cru devoir garder l'anonyme. Dans la seconde (1680), non-seulement il se fait connaître en toutes lettres : *Nicolas
de Blégny, chirurgien du roy, maistre et juré à Paris, chez l'autheur, au milieu de la rue
Guénégaud ;* mais il change le titre de sa feuille, et *Les nouvelles découvertes sur toutes les
parties de la médecine* deviennent : *Le temple d'Esculape, ou le dépositaire des nouvelles
découvertes qui se font journellement dans toutes les parties de la médecine.* Maître Nicolas
est devenu très-tendre pour ses abonnés. Écoutez-le :

« Les autheurs qui ne se voudront pas donner la peine de décrire eux-mêmes leurs obser-
« vations, les pourront déclarer simplement à l'autheur, chez qui ils seront reçus en tout
« temps avec plaisir. Pour la satisfaction de ceux qui auront quelques propositions à faire au

« sujet des *nouvelles découvertes*, et, pour l'utilité de ceux qui cherchent à s'instruire, la salle
« de l'autheur sera ouverte à tout le monde tous les premiers jours des mois festés ou non
« festés, depuis deux heures de relevée jusqu'à cinq, où chacun aura la liberté de dire son
« sentiment sur ce qui sera proposé.... On trouvera toujours dans nos cahiers les découvertes
« qui se font dans les ouvertures et dans les dissections des corps, les événements extraordi-
« naires qui se remarqueront dans les maladies communes, les signes et les accidents de celles
« qui seront nouvellement connues, les histoires et les figures des monstres et autres prodiges
« de la nature, les descriptions des remèdes et des instruments de nouvelle invention,
« les nouvelles expériences de la chimie, et généralement tout ce qui regarde la connaissance
« des corps naturels... Les observations qui seront peu importantes y seront traitées d'une
« manière fort abrégée.... Quand on sera obligé d'insérer quelques avis, on les fera imprimer
« en petites lettres pour perdre le moins de place qu'il sera possible des espaces qui doivent
« contenir les observations... On prie ceux qui envoyeront des mémoires de marquer leurs
« noms, qualités et demeures, et de ne rien envoyer qui ne puisse être vérifié en cas
« de besoin, parce qu'on taschera par tous les moyens de s'assurer de la vérité des choses qui
« auront été jugées incroyables ou douteuses. Les journaux ordinaires, et généralement tous
« les ouvrages de l'autheur, se trouveront toujours chez lui, rue Guénégaud, chez Claude Bla-
« geart, dans la cour neuve du Palais, et chez Laurent d'Houry, sur le quai des Augustins...
« Les médecins qui n'ont pas le talent de bien écrire en français ne doivent laisser d'envoyer
« leurs remarques, car il suffira qu'ils soient ponctuels sur les circonstances, l'autheur
« se chargeant volontiers du soin de rectifier le style. »

Maître Nicolas ne manque pas non plus de profiter du renouvellement de l'année pour faire
son compliment d'usage. Ce n'est, en vérité, pas mal tourné :

« Il est juste, Monsieur, qu'à ce renouvellement d'année, la première de mes lettres com-
« mence par des choses agréables. C'est un temps où chacun doit rendre quelque tribut
« à l'amitié; le passer sans faire des présens à ses amis, c'est mépriser bonnes coustumes; et
« ne leur pas donner ce qu'on sait qui peut plaire, c'est pécher contre les règles de la bien-
« séance; il est vray que, n'ayant rien qui ne soit à vous, je ne puis vous faire largesse que
« du bien des autres; mais, grâce à notre commerce, j'ai toujours assez de quoy vous offrir;
« aussi, ne pouvant me dispenser de vous faire des estrennes, ny encore moins de vous faire
« plaisir, j'ay dû faire choix de la pièce que je vous envoye : c'est encore des aphorismes
« latins sur le sujet que M. Bonin a traité (suivent 50 aphorismes). Après vous avoir fait voir
« une pièce toute ravissante, je ne saurais mieux faire que de vous entraîner dans le ravisse-
« ment même par la lecture de celle qui suit. (Observation sur les causes et les effets de l'ex-
« tase ou ravissement.) »

La partie *Courrier, Nouvelles, Faits divers*, n'est pas oubliée dans ce vénérable patriarche
des journaux de médecine. De Blégny a encore inventé pour cela les *Nouveautés concernant la
médecine et les médecins*, qui ornent chaque numéro de sa feuille. C'est là qu'on apprend que
Rabel, si connu par son alcohol sulfurique, fut mis à la Bastille; que Lemery, apothicaire du
roi, commença ses cours de chimie le 13 août 1680; que le célèbre anatomiste Duverney
demeurait au cloître Saint-Jacques de la Boucherie, où il tenait « chambres très-commodes
pour des pensionnaires : » que De La Chambre, premier médecin de la reine, mourut le 25.

Enfin, maître Nicolas, pour allécher ses nombreux correspondants et abonnés, n'hésite pas à instituer tous les ans un prix qui devait être donné à « celui qui réussira le mieux sur un sujet proposé, » et, dès l'année 1680, il demande une réponse à cette question : *Nouvelle explication de la gangrène*. L'heureux lauréat devait avoir en prix non moins de douze ouvrages en médecine, savoir :

Volumes in-fol. :

L'histoire générale des plantes, par Dalechamps, 2 vol.
Les œuvres de Dulaurens.
Les œuvres d'Ambroise Paré.
Les œuvres de Guillemeau.
Les œuvres de Courtin.

Volumes in-4° :

L'anthropographie de Riolan.
L'anatomie de Diemerbroeck, en latin.
Les œuvres de Thevenin.
L'arsenal de chirurgie de Scultet.
Les aphorismes d'Hippocrate, commentés par Le Long.
La pharmacie de Charas.

Volumes in-12 :

L'art de guérir les maladies vénériennes, 3 vol.
L'art de guérir les hernies, 1 vol., 2ᵉ édit.
Les deux premiers tomes du Journal de médecine.

Mais, hélas ! il est à croire que ce beau projet n'eut pas de suite, car de Blégny dut bientôt quitter la France, chassé, expatrié sous les coups que lui avait portés la Faculté de médecine. C'est en Hollande que le journaliste continua son œuvre ; c'est là que, sous le pseudonyme de Gauthier, médecin de Niort, il publia, avec ce titre : *Mercure savant*, la troisième année de sa feuille.

VI

Cependant, tel un arbre fécond, lequel, bien que coupé dans ses racines, ne se régénère pas moins par les graines que le vent lui emprunte et répand sur un sol bienveillant, tel le journalisme médical se releva plus fort que jamais après les coups qui lui furent portés dans la personne même de son fondateur. Il se trouva un homme assez clairvoyant pour saisir de suite ce qu'il y avait d'éminemment utile et pratique dans l'idée de Nicolas de Blégny, et assez osé pour continuer son œuvre.

Cet homme se nommait *Jean-Paul De La Roque*, originaire d'Albi, abbé, ancien jésuite, successeur de Denis de Sallo et de l'abbé Jean Gallois dans la direction du *Journal des savants* (1),

(1) Le fameux *Journal des savants* fut fondé par le jurisconsulte *Denis de Sallo*, qui lança le premier numéro le 5 janvier 1665, aidé de Gouzé, Camberville, Chapelain. A Denis de Sallo succéda, au bout d'un an, l'abbé Gallois, qui prit la feuille le 4 janvier 1666, et la quitta en 1675. Enfin, l'abbé De La Roque eut l'affaire entre les mains, de 1675 à 1687, époque où l'avocat Louis Cousin le remplaça.

créateur malheureux du premier *Journal ecclésiastique* connu, remuant, actif, jaloux de faire parler de lui, et champion éclairé de toutes les velléités de progrès qui commençaient à se faire jour.

L'abbé De La Roque n'avait pu voir sans chagrin la feuille de maître Nicolas s'épanouir au soleil, protégée contre la bise par le premier médecin de la couronne ; lui, propriétaire d'un privilége qui lui concédait le droit de publier dans sa feuille les *Nouvelles découvertes*, il vit toute la partie médicale de son *Journal des savants* perdre considérablement de sa valeur devant une concurrence aussi puissante. Aussi dut-il applaudir aux mesures rigoureuses qui venaient frapper le chirurgien herniaire, et il s'empressa de remplacer le journal du proscrit.

C'est ce qu'il fit en publiant, *ab irato*, le *Journal de médecine et observations des plus fameux médecins, chirurgiens et naturalistes de l'Europe, tirées des journaux des pays étrangers et des mémoires particuliers envoyés à M. l'abbé De La Roque*. Paris, 1683 ; in-12.

L'avertissement est curieux. On y lit ceci :

« Ce petit journal de médecine n'est ni le même, ni composé sur le modèle de celui qui a
« paru ces dernières années. Ce qu'on ajoute en tête de celui-cy fait assez connaître la diffé-
« rence de l'un et de l'autre. Le premier ouvrage ne fut d'abord mis au jour que sous celui
« de *Nouvelles découvertes en médecine*. Celui qui en avait conçu le dessein, voyant bien qu'il
« n'en pouvait venir à bout, à moins que l'auteur du *Journal des savants* n'y donnât les
« mains, puisque c'était entreprendre sur son privilége, luy demanda son consentement, et
« l'obtint enfin sur la parole qu'il luy donna de ne jamais parler que des remèdes ou autres
« petites choses qu'on néglige d'insérer dans le journal pour ne pas occuper la place destinée
« à des observations plus importantes. Mais dans la suite, oubliant la promesse qu'il avait
« faite, et prenant occasion de l'honnêteté avec laquelle on avait consenti à ce qu'il deman-
« dait, d'aller au delà de ce que la bonne foy luy permettait d'entreprendre, il s'est vu con-
« traint d'abandonner ce qu'on lui avait permis avec trop de condescendance..... »

M. l'abbé De La Roque a beau dire, a beau faire : jamais son journal, froid pastiche du premier, ne valut la feuille crâne et vaillante de Nicolas de Blégny. Quoi que fasse ce brave ex-jésuite, telles amorces qu'il présente à ses lecteurs, il ne parviendra pas à faire avaler sa poudre de crâne humain contre l'épilepsie, son ambre blanc, ses perles, son corail, son écorce de sureau « croissant sur un saule. » Les questions qu'il propose : *Pourquoi les filles et les femmes se purgent-elles ? pourquoi elles ne se purgent pas ordinairement au-dessous de 12 ans ?* ne seront honorées d'aucune réponse ; et le journal, se traînant tant bien que mal pendant la première demi-année 1683, suspendu plus de deux ans de suite, ne volant que d'une aile entre les mois avril-octobre 1687, tombera mort pour ne plus se relever, frappé d'un trait qui tue toujours dans notre pays de France : le ridicule.

L'abbé De La Roque retournera à son *Journal des savants* qu'il n'eût dû jamais quitter, et un médecin philosophe, Claude Brunet, le remplacera avec grand avantage dans le rôle de journaliste médical, en reprenant l'œuvre de maître Nicolas, et en publiant aussi un *Journal de médecine*, que le libraire Daniel Orthemels, au bas de la rue de la Harpe, édita en 1686, et en s'attelant pendant quinze ans (1695 à 1709) à la rédaction du *Progrès de la médecine*, publié in-12 par cahiers mensuels.

La mort de Claude Brunet est un véritable coup de massue pour le journalisme médical, qui attend près de cinquante ans — en France — pour renaître de ses cendres. Bernard, Nicolas Bertrand, Grasse, lui donnent un lustre tout nouveau par la publication de leur *Journal de médecine* (1754), lequel, dirigé ensuite successivement par Vandermonde, Augustin Roux, Bacher, Caille, Dumangin, se soutint pendant quarante années sans rival sérieux, sans concurrence dangereuse.

Barbeu-Dubourg, savant, littérateur, botaniste estimé, ami de Franklin, tâche en vain, par sa *Gazette d'Épidaure*, d'attirer l'attention sur lui.

Sa feuille est facilement effacée par la *Gazette de santé*, que Gardane, Paulet, Montègre, exposent à l'admiration des amateurs de médecine simple, hygiénique, quasi-populaire.

Desault, Lassus, Pelletan, ne craignent pas de descendre des hauteurs de l'enseignement professionnel et de signer les pages volantes du journalisme médical.

Fourcroy, en chimiste passionné, crée un organe spécial pour l'alliance problématique des sciences physiques et chimiques avec la pathologie.

Laurent Bodin s'avise de fonder un journal des journaux de médecine, idée qui sera reprise avec des chances diverses de succès.

Brewer, Delaroche, Roeschlaub, T. Gallot initient les praticiens français aux richesses scientifiques de l'Allemagne.

Corvisart, Leroux, Boyer, Béclard, Chomel, H. Cloquet, Magendie, Orfila, Rostan, etc., reprennent l'œuvre si remarquable de Vandermonde, et érigent un monument à la Presse médicale.

Jean-Baptiste Regnault, élève de Vicq-d'Azir, lance un *Journal universel*, qui parcourt une noble carrière de quatorze ans pour se fonder plus tard dans le *Journal hebdomadaire*.

Les savants auteurs du *Grand Dictionnaire en* 60 *volumes* trouvent que leur tâche n'est pas encore accomplie, et ils donnent le *Journal complémentaire* (1818), qui arrive à un quarante-quatrième volume in-8°.

V. Bailly, Double, Esquirol, Cayol, Récamier et d'autres, imprègnent la *Revue médicale* du souffle hippocratique (1820), dont seront pénétrés, dans la même feuille, Martinet, Bayle, Sales-Girons, Nicod, Laurent, Prunelle, Gasc, Rouzet, etc.

Broussais, comme un Danton de la médecine, foudroie l'ontologisme dans ses *Annales* (1823).

Georget, Raige-Delorme procréent les *Archives générales de médecine* (1823), encore debout aujourd'hui, et qui ont été la tribune de l'école de Paris.

Blandin, Littré, Andral, Bouillaud, Devergie, Bégin, Jolly, Mêlier, Roche, Trousseau, Velpeau, Dubois (d'Amiens), etc., signent de leurs noms autorisés le *Journal universel hebdomadaire* (1828).

Jules Guérin transforme la célèbre *Gazette de santé* en *Gazette médicale* (1830), et acquiert bientôt les épaulettes de général de brigade dans l'armée militante du journalisme médical.

Lucas-Championnière, Miquel, Chaillou, Debout, Bricheteau, prennent sous leur protection les praticiens des campagnes, et leur envoient le *Journal de médecine pratique* et le *Bulletin général de thérapeutique*.

Beaude, Caffe, Capitaine, Caron de Villars, Lesueur, Tanchou, Tavernier, Gouraud, Lebaudy, Martin-Lauzer, Beaugrand, etc., donnent un journal à bon marché, enrichi de planches.

Comet, Bossu font butiner leur *Abeille médicale* partout où il y a de la picorée à récolter.

Magendie, dans son *Journal de médecine expérimentale* (1833), offre en holocauste tous les chiens qu'il a sacrifiés, sans s'inquiéter de l'éreintement posthume qu'il recevra de la main gantée de l'Académie.

Amédée Latour, après avoir fondé la *Gazette des médecins praticiens* (1839), a beau se cacher, dans la *Gazette des hôpitaux*, sous le pseudonyme de *Jean Raymond*, et, dans l'UNION MÉDICALE, sous celui de l'honnête *Simplice*, il se démasque aisément par un talent de fine critique dont il a seul le secret.

Morlane, Schweighœuser, Nauche, James, Léger, Cappé, Lubanski, etc., se font les organes intelligents et dévoués de l'obstétrique et des maladies des femmes et des enfants.

Baron, Fournier, Bégin, C. Broussais, Marchal (de Calvi), Judas, F. Rozier, Le Roy de Méricourt, etc., déposent un moment leur épée de chirurgiens militaires pour se faire journalistes.

Les affections mentales et nerveuses se débrouillent un peu sous la plume savante de Baillarger, Cerise, Moreau (de Tours), C. Pinel, Delasiauve, etc.

Champonnier, Thivet, Briois, Astoul, Raspail, Dancel, Jules Massé, Ant. Bossu, etc., éditent des journaux de médecine et d'hygiène populaires, auxquels les excellentes intentions des fondateurs ne parviennent pas à enlever la chlorose et le rachitisme.

L'hygiène publique soit des villes, soit des campagnes, est tambourinée de tous côtés et promulgue ses savants édits contresignés de ces noms : Adelon, Andral, Barruel, Darcet, Devergie, Keraudren, Leuret, Marc, Parent-Duchâtelet, Doublet de Persan, Pringlin, Villers, Brion, Bellay, etc.

Tous les vendredis, Dechambre donne le bon à tirer pour sa *Gazette hebdomadaire.*

Et les départements!... Ils ne restent pas inactifs dans cette fiévreuse activité qui fait couler la science et la distribue dans tous les coins du monde.

Brion, Bellay, Delpech, Rousset, Trinquier, Vailhe, Chrestien, Pougens, Lutraud, Alquié, et tant d'autres, font gémir les presses de Montpellier sur les feuilles du journalisme médical.

Gensoul, Dupasquier, Carrier, Diday, etc., etc., en font autant à Lyon.

Roux, Sigaud, etc., à Marseille.

Stœber, Lereboullet, Maugin, Ruff, Schutzemberger, Eissen, etc., sont jaloux de ne pas rester en arrière de la capitale, et tiennent haut le drapeau de l'école de Strasbourg.

Toulouse entend vite parler de Dassier, Perpère, Gaussail, Parant, Filhol, Guitard, Giscaro, etc., etc.

Bordeaux acclame parmi les journalistes Villers, Capelle, Bonnet, Burguet, Dariste, Lapointe, Pereyra, Cazenave, Coste, Dubreuilh, Dupont, Lachaze, Méran, Jeannel, etc.

G. Masuryer, Blagny, Salgues, etc., créent à Dijon des organes périodiques de médecine.

Enfin, pour ne pas tout citer, l'Algérie, cette conquête, hélas! un peu chère à la France, est tout étonnée de voir un jour la Presse médicale se prélasser au soleil, amenée là par les deux frères Bertherand.....

Un mot touchant la bibliographie qui suit.

Nous n'avons pas la prétention de donner un catalogue *complet* de tous les journaux de médecine publiés en France depuis la fameuse feuille de Nicolas de Blégny. Ce travail colossal exigerait des recherches et des déplacements qu'il ne nous a pas été permis de faire ni de supporter. Nous devons faire remarquer aussi que nous avons éliminé de la liste tous les journaux, tous les bulletins, toutes les revues qui n'ont été que les organes des Sociétés savantes, sans même en excepter le *Bulletin de l'Académie de médecine*. Ce genre de recueil périodique est en grande faveur dans les départements, et y forme certainement le fond du journalisme médical. L'admettre ici, c'eût été augmenter considérablement nos rubriques. Enfin, même restreint dans ces conditions, nous ne pouvons croire qu'il ne se soit glissé dans notre catalogue quelque erreur, et surtout des oublis. A d'autres le soin de nous compléter et de faire mieux.

BIBLIOGRAPHIE

du Journalisme médical français

I

Journaux généraux de médecine et de chirurgie, publiés à Paris.

1. Les nouvelles découvertes sur toutes les parties de la médecine, recueillies en l'année 1679, par N. D. B. (Nicolas de Blégny). Paris, 1679, in-8°. Traduit en latin par Théophile Bonnet sous ce titre : Zodiacus medico-gallicus, etc. Genève, 1682, in-4°. — Le temple d'Esculape, ou le Dépositaire des nouvelles découvertes qui se font journellement dans toutes les parties de la médecine..., par Nicolas de Blégny. Paris, 1680, in-8°. — Journal des nouvelles découvertes concernant les sciences et les arts qui font partie de la médecine. Paris, 1681, in-12. — Mercure savant, Amsterdam, 1684. in-12.

2. Journal de médecine, ou Observations des plus fameux médecins, chirurgiens et anatomistes de l'Europe, tirées des journaux des pays étrangers et des mémoires particuliers envoyés à M. l'abbé De La Roque. Paris, janvier-juin 1683, in-12; Paris, avril-octobre 1686, in-12. En tout, 2 vol.

L'abbé Jean-Paul De La Roque, qui avait succédé à l'abbé Gallois dans la rédaction du *Journal des savants* (de 1675 à 1687), est auteur de ce recueil. Il ne fut pas plus heureux là qu'il ne le fut dans la publication de son *Journal ecclésiastique*, en 1690. (Voir sur l'abbé De La Roque : *Histoire critique des Journaux,* par M. C... (Camusat), Amsterdam, 1734, in-8°, t. I.)

3. Les progrès de la médecine, contenant un recueil de tout ce qui s'observe d'utile à la pratique, avec un jugement de tous les ouvrages qui ont rapport à la théorie de cette science. Paris, 1695-1709, in-12.

Recueil anonyme de Claude Brunet, renfermant souvent des mémoires fort intéressants, entre autres : une lettre de Malpighi sur la structure des glandes englobées; une autre lettre de Silvestre sur le mouvement du sang dans le trou ovale; le récit d'une grossesse extraordinaire observée à l'Hôtel-Dieu, etc., etc.

4. Journal de médecine, chirurgie et pharmacie, etc., années 1754-1794. Paris, 96 vol. in-12.

Mensuel. Le titre de départ porte : Recueil périodique d'observations de médecine....., titre sous lequel la publication a paru de 1754 à 1757. Les rédacteurs principaux de ce fameux journal ont été successivement : Bernard, Nic. Bertrand, Grasse (de Juillet à octobre 1755) ; Ch.-Aug. Vandermonde (de novembre 1755 à juin 1762) ; Augustin Roux (de juillet 1762 à juin 1776) ; Caille (de juillet à septembre 1776) ; Dumangin, Al.-Philib. Bacher (d'octobre 1776 à décembre 1790) ; Bacher, J.-J. Roux (de 1791 à 1794). Lallemand a fait la table des 30 premiers volumes 1774 (in-12) ; Leroux Des Tillets, celle des 65 premiers volumes (1788, in-4°).

Après sept années d'interruption, cette feuille a été reprise en 1801, par Corvisart, Leroux et Boyer. (Voir plus bas n° 16.)

5. Gazette d'Épidaure, ou Recueil de nouvelles de médecine, avec des réflexions pour simplifier la théorie et éclairer la pratique. Paris, 1er avril 1761-1763; in-8°.

Recueil paraissant deux fois par semaine et coûtant 12 livres par an....... ne coûtant rien à ceux qui pouvaient fournir « le moindrearticle. » Chaque numéro est intitulé *Gazette de médecine*, et porte un chiffre d'ordre. Les bureaux se trouvaient rue du Petit-Bourbon, vis-à-vis du Louvre. Ce journal, fondé par Barbeu-Dubourg, est bien fait et contient des annonces de livres, des cas rares de centenaires, les talents récompensés. Barbeu-Dubourg mourut le 13 décembre 1779.

6. Gazette de santé, contenant les nouvelles découvertes sur les moyens de se bien porter, et de guérir quand on est malade, par J.-J. Gardane; in-4°, 56 années, du 1er juillet 1773 à 1829.

Ce célèbre journal, qui a été continué par M. Jules Guérin, sous le nom de *Gazette médicale de Paris* (voir plus bas, n° 47), et qui a été hebdomadaire, a changé trois fois de sous-titre, et a été rédigé successivement par Gardane, Paulet, Pinel, Marie de Saint-Ursin, De Montègre, Pillien, etc. Son programme n'a guère changé durant sa longue existence. Ç'a été toujours une feuille destinée à mettre la médecine à la portée de tout le monde, et surtout à celle des gens de la campagne, à éviter la polémique pour se renfermer dans la pratique, à donner beaucoup de faits, peu de théories, beaucoup d'observations. Son prix était de 9 livres 12 sols par an. Du 9 juillet 1778 au 24 septembre 1780, chaque numéro a eu pour entête un fragment du poëme de l'École de Salerne, traduction en vers de Bruzen de la Martinière.

7. Nouvelles instructions bibliographiques, historiques et critiques de médecine et de chirurgie, ou Recueil raisonné de tout ce qu'il importe d'apprendre chaque année pour être au courant des connaissances relatives à l'art de guérir. Paris, 1785-1787, in-16, 4 volumes; 1789-1791; in-16, 3 volumes. En tout 7 volumes.

L'auteur de ce recueil est Retz, qui se nomme, à partir du tome III. A partir du tome II, le titre porte : Nouvelles de médecine, chirurgie et pharmacie.

8. Journal de chirurgie, par Desault. Paris, 1790, in-8°, 4 volumes.

Recueil d'observations recueillies dans la clinique de l'illustre chirurgien, et qui contient l'exposé presque complet de sa doctrine.

9. Éphémérides pour servir à l'histoire de toutes les parties de l'art de guérir. Paris, 1790, in-8°.

Ce ne sont pas, comme on pourrait le croire, de simples éphémérides historiques : c'est un véritable journal qui paraissait, par cahiers de 3 feuilles in-8°, les 1er et 15 de chaque mois, de manière à former 24 cahiers par an, coûtant 21 livres. Malgré les talents déployés par les deux rédacteurs Lassus et Pelletan, cette revue, commencée le 1er mars 1790, n'a pu enfanter qu'un seul volume.

10. L'Hebdomadaire médical, etc. Paris, in-8°.

Je n'ai vu que le prospectus.

11. Feuille de santé et Journal de consultations, par M. Chambon. Paris, 5 janvier 1791. In-4°.

Il s'agit ici de Chambon de Montaux, docteur en médecine de nos Écoles, médecin de la Salpêtrière, auteur d'un grand nombre d'ouvrages, sur les maladies des femmes particulièrement, maire de Paris le 4 décembre 1791, démissionnaire le 1er février 1793, mort en 1836. Cette feuille n'a guère eu que deux ou trois numéros.

12. La Médecine éclairée par les sciences physiques, ou Journal des découvertes relatives aux différentes parties de l'art de guérir. Paris, 1791-1792, in-8°, 4 vol.

Ce fut Fourcroy, l'illustre chimiste, qui eut l'idée et la direction de cette revue, laquelle se publiait les 1er et 15 de chaque mois, par cahiers de 32 pages, l'ensemble des 26 cahiers formant 2 volumes par an. Le prix était de 15 livres. Fourcroy prie ses correspondants de lui envoyer les observations chez lui, rue des Bourdonnais, 9.

13. Journal de médecine préservatrice, par F. Pinglin. Paris, an III (1794), in-8°.

Je n'ai pas vu cette feuille.

14. Bibliographie analytique de médecine, ou Journal abréviateur des meilleurs ouvrages nouveaux français de médecine clinique, d'hygiène et de médecine préservatrice. Paris, 1799-1801, in-8°, 3 vol.

Mensuel. Fondé et rédigé par Laurent Bodin.

15. Bibliothèque germanique médico-chirurgicale, ou Extrait des meilleurs ouvrages de médecine et de chirurgie publiés en Allemagne, in-8°.

Revue mensuelle estimée, ayant commencé en l'année 1799, sous la direction de C. Brewer et de Delaroche, interrompue en 1803, et reprise en 1821, avec la collaboration de Huet, sous un titre un peu différent.

16. Journal de médecine, chirurgie, pharmacie, etc., par les citoyens Corvisart, Leroux et Boyer, octobre 1801 à octobre 1817. Paris, in-8°, 40 vol.

Mensuel. Reprise du journal porté ci-dessus au n° 4. Le titre change notablement à partir du tome XXIII, et s'ajoute ce complément : contenant les travaux de la Société médicale d'émulation. Le prix de l'abonnement était de 12 l. (par an) pour Paris, et de 15 l. pour les départements ; chaque cahier mensuel comprenait 95 pages. L'introduction, très-remarquable, se termine ainsi : « Ce journal n'est qu'un dépôt commun, parce qu'il ne peut être que le produit du travail d'un très-grand nombre d'hommes, amis de la science, qui conviennent, en quelque sorte tacitement, de fournir chacun son tribut, à condition de jouir de la totalité de ses travaux. »

17. Encyclopédie médico-chirurgicale. Journal destiné à faire connaître l'état actuel de la médecine en Allemagne, rédigé par Roeschlaub, in-8°.

Premier cahier, 1802. C'est, je crois, tout ce qui a paru.

18. Bibliothèque médicale, ou Recueil périodique d'extraits des meilleurs ouvrages de médecine et de chirurgie, par une Société de médecins. Paris, 1803-1822. in-8°, 78 vol. — Années 1823-1829, avec un titre un peu différent, 25 vol. En tout, 103 vol. Mensuel.

19. Journal de médecine pratique, ou de tout ce qui peut servir à la conservation de la santé et à la guérison des maladies, par une Société de médecins. Paris, 1806-1819, in-4° et in-8°.

Ce journal, réuni au Journal de bibliographie médicale (voir n° 22) par une couverture portant : Journal de médecine pratique et de bibliographie médicale, parut d'abord trois fois par mois, puis mensuel à partir de 1829 ; le format devient alors in-8°. La feuille fut, en 1812, consacrée à consigner par extraits les travaux de la Société de médecine pratique séant à l'Oratoire.

20. Nouvelle bibliographie germanique de médecine et de chirurgie, par F. Gallot, in-8°.

Mensuel. A commencé en janvier 1808.

21. Éphémérides médicales, ou Sommaire analytique de la médecine générale, militaire et comparée, publié périodiquement sous les auspices d'une réunion d'anciens médecins, par Chavassieu-d'Audibert. Paris, 1811, in-8°.

A commencé au mois de juillet 1811, et s'est continué jusqu'au mois de décembre suivant.

22. Journal de bibliographie médicale. Paris, 1811-1813, in-8°, 3 volumes.

23. Bibliothèque de médecine britannique. Paris, 1814, in-8°.

Le n° 1, le seul que je connaisse, est du mois de décembre 1814.

24. Nouveau journal de médecine, chirurgie, pharmacie (janvier 1816 à décembre 1822). Paris, in-8°, 15 volumes.

Recueil rédigé par Béclard, Chomel, Hip. Cloquet, Magendie, Orfila, Rostan. Il est annoncé par ses fondateurs eux-mêmes comme faisant suite au Journal de Corvisart, Leroux et Boyer, porté plus haut au n° 16.

25. Journal universel des sciences médicales. Paris, 1816 à 1830, in-8°; 59 volumes.

Mensuel. Ce fut à Jean-Baptiste Regnault que la rédaction en fut confiée. Regnault était de Niort et avait été élève de Vicq-d'Azyr; il devint médecin de Charenton, médecin de l'hôpital militaire du Gros-Caillou (1791), médecin consultant du roi, médecin en chef de la garde royale. Il a laissé plusieurs ouvrages estimés. Son journal a été réuni au Journal hebdomadaire de médecine (voir plus loin, n° 43).

26. Semaine médicale et d'économie domestique. Paris, 4 octobre 1817 au 10 janvier 1818, in-8°.

Revue hebdomadaire, dont les bureaux se trouvaient rue de Bourbon, n° 11, et qui n'a eu, je crois, que quinze numéros.

27. L'Écho médical, ou Précis de tous les ouvrages périodiques relatifs aux sciences médicales; suivi d'un traité complet sur l'art du dentiste, et terminé par les observations de Messieurs les médecins, chirurgiens et accoucheurs abonnés; rédigé par une Société de médecins. Paris, 1818; in-8°.

28. Journal complémentaire du « Dictionnaire des sciences médicales. » Paris, 1818-1832, in-8°; 44 volumes.

Très-belle publication, digne en tous points du Dictionnaire qui l'a inspirée.

29. Revue médicale, historique et philosophique. Paris, 1820-1866, in-8°; 132 volumes.

Les principaux rédacteurs de ce recueil ont été : V. Bally, Bellenger, F. Bérard, Bestrin, Bousquet, Delpech, Desportes, Double, Dunal, Esquirol, Gasc, Giraudy, Jadioux, Laurent, Nicod, Prunelle, Rouzet, Cayol, Récamier, Gibert, Martinet, Sales-Girons, etc. Le titre et le sous-titre ont souvent changé.

30. Transactions médicales, journal de médecine pratique et de littérature médicale, rédigé par C. Forget, Paris, 1821-1833, in-8°; 14 volumes.

Le 20 décembre 1833, le journal fut fondu dans la Revue médicale (n° 29). Il y a une table générale de ces 14 volumes ; 1833, in-8°.

31. Annales de la médecine physiologique, par F.-J.-V. Broussais. Paris, 1822-1834, in-8° ; 26 volumes.

Ces annales, je n'ai pas besoin de le dire, ont été les dépositaires des idées révolutionnaires du bouillant apôtre de l'irritation.

32. Archives générales de médecine, journal publié par une société de médecins. Paris, 1823-1866, in-8°.

Mensuel. La collection est divisée en plusieurs séries :

Première série. Janvier 1823-1832, 32 vol.
   — 1833-1837, 15 vol.
   — 1838-1842, 15 vol.
   — 1843-1852, 30 vol.
   — 1853-1866.

Fondée par Georget et M. Raige-Delorme, cette revue jouit encore aujourd'hui d'une réputation méritée.

33. Hygie, recueil de médecine, d'hygiène, d'économie domestique. Extraits d'ouvrages..... Revue générale des journaux de médecine..... Bulletin de bibliographie générale. Rédigé par le docteur C. J. B. Comet. Paris, 1823-1828, in-8°. — Hygie, gazette populaire de santé, etc. Paris, 1830-1831. (Réunie le 3 avril 1831 à la Gazette des ménages.)

Otto, de Copenhague, publiait en même temps, dans cette dernière ville, la *Nye hygea*, in-8°.

34. Gazette des malades, ou Recueil des faits pratiques de médecine, de chirurgie, de chimie. Paris, 1er octobre 1823, 30 septembre 1725, in-8°.

L'entête de chaque numéro porte ceci : La médecine curative prouvée et justifiée par les faits ; ou la quatrième partie de la méthode médicale du chirurgien Le Roy. On devine là ce charlatan si célèbre par l'invention de sa méthode drastique. Convaincu que sa Gazette des malades n'aurait pas longue durée, il avait eu la précaution, en même temps que l'imprimeur tirait la feuille, de faire faire un tirage supplémentaire sur papier non timbré. C'est ce tirage qu'il vendit plus tard aux badauds sous le nom de Collection de la Gazette des malades, qu'on achetait chez lui, rue de Seine, 49.

35. L'indicateur médical, ou Journal d'annonces de médecine, de chirurgie et de pharmacie pour la France et l'étranger, publié sous la direction de M. Aimé Grimaud. Paris, 1823-1824, in-8°. — Le Propagateur des sciences médicales ; par A. Grimaud. Paris, octobre 1824 à mars 1826, in-8°.

36. Le Censeur, journal de médecine, de beaux-arts et de littérature. Paris, in-8°.

Je n'ai vu que le prospectus de cette feuille.

37. Journal de médecine hippocratique et de bibliographie médicale complète, sous la direction du docteur Pougens. Paris, 1826, in-8°.

Je n'ai vu que le prospectus.

38. Répertoire général d'anatomie et de physiologie pathologiques, et de clinique chirurgi-

cale, ou Recueil de mémoires et d'observations sur la chirurgie et sur l'anatomie et la physiologie des tissus sains et des tissus malades. Paris, 1826 à 1829, in-8°.

Ce journal, trimestriel, parut d'abord sans nom de rédacteur; mais à partir du tome V, apparaît le nom de G. Breschet, que nous avons tous connu professeur d'anatomie à la Faculté de Paris (22 juillet 1836), membre de l'Institut, chirurgien de l'Hôtel-Dieu.

39. Journal des progrès des sciences et institutions médicales en Europe, en Amérique, etc., par une Société de médecins. Paris, 1827 à 1830; in-8°.

Paraissait tous les deux mois.

40. La Clinique des hôpitaux et de la ville, paraissant, les mardis, jeudis et samedis. Paris, 24 avril 1827 au 1er août 1829; in-4°. S'est continué sous le titre suivant : La Clinique, annales de médecine universelle. Paris, 5 août 1829 au 18 août 1830, in-4°, mais seulement deux fois par semaine au lieu de trois.

41. Journal analytique de médecine et des sciences accessoires, par une Société de médecins et de savants. Paris, octobre 1827 à décembre 1829, in-8°. Ce journal, mensuel, s'est continué sous la direction de M. Jules Hatin, et avec ce nouveau titre : l'Abeille médicale, ou Journal analytique de médecine. Paris, 1830, in-8°.

42. Journal général des hôpitaux civils et militaires de Paris, des départements et de l'étranger. Paris, 15 août 1828 au 24 avril 1829, in-folio.

Le seul journal de médecine qui, jusqu'ici, ait paru *tous* les jours. *Rara avis.....* Les bureaux se trouvaient rue Garancière, 5.

43. Journal hebdomadaire de médecine. Paris, 1828 à 1830, in-8°. — Journal universel et hebdomadaire de médecine et de chirurgie pratiques et des institutions médicales. Paris, 1830 à 1833, in-8°. — Journal hebdomadaire des progrès des sciences et institutions médicales. Paris, 1884 à 1838, in-8°. — La Presse médicale, ancien journal hebdomadaire. Paris, 1837, in-4°.

Tels sont les quatres titres différents qu'a pris cette feuille, rédigée par Andral, Blandin, Bouillaud, H. Roger, Collard, Cazenave, Dalmas, Littré, Reynaud, Bégin, Bérard aîné, Boisseau, Calmeil, A. Devergie, Hervez de Chégouin, Jolly, Londe, Mélier, Roche, Sanson, Trousseau, Velpeau, Dubois (d'Amiens), C. Forget, Vidal (de Cassis), et enfin, sous le nom de *La Presse médicale,* par Amédée Latour, aujourd'hui rédacteur en chef de l'Union Médicale.

44. La Lancette française, gazette des hôpitaux civils et militaires. Paris, 1828 à 1866, in-4° et in-folio.

Feuille fondée par un des héros du journalisme médical français : Antoine-François-Hippolyte Fabre, médecin-journaliste-poëte.

45. Annales d'hygiène publique et de médecine légale. Paris; 1829 à 1866, in-8°.

Excellente revue mensuelle, signée de ces noms : Adelon, Andral, Barruel, Darcet, Alp. Devergie, Esquirol, Kéraudren, Leuret, Marc, Orfila, Parent-Duchatelet, etc.

46. L'Éclectique, journal de médecine hippocratique, rédigé par M. Pougens et M. Julia de Fontenelle. Paris, 1829 à 1830, in-8°.

47. Gazette médicale de Paris. Rédacteur en chef : Jules Guérin. Paris, 2 janvier 1830 à 1866, in-4°.

Voir plus haut, n° 6. Il y a plusieurs séries de cette feuille. La première, celle de 1830 à 1832, a été réimprimée en partie, sous le format in-8° (4 volumes).

48. Transactions médicales, journal de médecine pratique et de littérature médicale, par A.-N. Gendrin. Paris, 1830 à 1833, in-8°.

Forget et Sandras ont pris la rédaction à partir du tome X.

49. Journal de médecine et de chirurgie pratiques, à l'usage des médecins praticiens. Paris, 1830 à 1866, in-8°.

Excellent recueil, particulièrement destinée aux médecins praticiens, fondé en 1830, par Lucas-Championnière, et dirigé maintenant par le docteur H. Chaillou.

50. Répertoire médical, ou Nouveau journal analytique de médecine et de chirurgie pratiques, sciences accessoires, etc. Paris, 1831, in-8°.

Feuille mensuelle, qui est devenue en 1832 l'organe de la Société anatomique de Paris.

51. Bulletin général de thérapeutique médicale et chirurgicale. Paris, 1831 à 1866, in-8°.

Recueil bi-mensuel, et qui a rendu à l'art d'éminents services. Fondé le 15 juillet 1831, par J.-E.-M. Miquel, rédigé à partir du tome XXXIV (1838) par E. Debout, puis, à partir du 15 juillet 1865, par le docteur Félix Bricheteau, qui tient encore aujourd'hui la rédaction.

52. Le Nouvelliste médical, gazette de tous les journaux de médecine et des sciences accessoires. Paris, 1833 à 1834, in-folio.

Recueil qui paraissait tous les samedis, et qui commença le 5 janvier 1833.

53. Journal des connaissances médicales pratiques. Paris, 1833 à 1866, in-8°.

Mensuel. Le numéro spécimen est daté de juillet 1833. On lit ces noms dans le livre d'or de ce journal : A. Tavernier, J.-P. Beaude, Capitaine, Caron de Villars, Leroy d'Étiolles, Lesueur, Martins, Tanchou, Vée, Beaugrand, Caffe, etc.

54. Journal des connaissances médico-chirurgicales. Paris 1833 à 1866, in-8°.

Recueil mensuel signé de : Armand Trousseau, Jacques Lebaudy, Henri Gouraud, Martin-Lauzer, etc. Il y a une table des matières des 10 premiers volumes et un atlas anatomique et anatomo-pathologique.

55. Journal du médecin praticien, ou Recueil des connaissances indispensables au traitement des maladies, par une Société composée de professeurs, de médecins et de chirurgiens des hôpitaux de Paris. Paris, octobre 1833 à mai 1834, in-8°.

56. Journal de physiologie expérimentale et pathologique par M. Magendie; Paris, 1833 (?).

Quatre numéros par an.

57. Le Censeur médical, journal de littérature, de philosophie et de bibliographie médicale françaises et étrangères. Paris, 1834, in-8°.

Mensuel. Réminiscence du n° 36.

58. Némésis médicale, recueil de satires, par un Phocéen (François-Fabre). Paris, 1834 à 1835.

59. Bulletin clinique, suivi d'une revue analytique des sciences médicales. Paris, 1835 à 1837, in-8°.

Rédigé par Piorry, Lhéritier, Fossone, Rameaux et Thibert. Ce recueil était mensuel.

60. Journal de salubrité rurale et de bien-être individuel ; rédigé par une société de savants, de médecins et d'administrateurs, sous la direction de M. P. Doublet de Persan. Paris (vers 1836).

Je ne connais que le prospectus.

61. France médicale, journal des Écoles et des hôpitaux, paraissant le lundi et le samedi. Paris, 1836 à 1837, in-folio.

Le premier numéro a été lancé le 4 novembre 1836.

62. L'Expérience, journal de médecine et de chirurgie. Paris, 1837 à 1844, in-8°.

Publiée tous les cinq jours, d'abord par Dezeimeris et Littré en commun (t. I à IV), par Dezeimeris seul (t. V) ; par Henroz et Raciborski (t. VI à VII) ; enfin par Henroz seul (t. VIII à XIV).

63. Gazette des médecins praticiens. Paris, 1839 à 1840, in-4° et in-folio.

Rédacteur en chef : Amédé Latour. Parut d'abord trois fois par semaine, ensuite deux fois seulement. Le prospectus-spécimen est daté de décembre 1838.

64. Bulletin chirurgical, examen des méthodes et opérations chirurgicales, recueil mensuel, rédigé et publié par le docteur Laugier. Paris, 1839 à 1840, in-8°.

65. L'Institut médical, journal scientifique et littéraire (Bazin, rédacteur en chef). Paris. 1839, in-folio.

A commencé le 15 juillet 1839.

66. L'Écho de la littérature médicale française et étrangère, etc., publié par les docteurs Henroz et Raciborski. Paris, 1840 à 1841, in-8°. Trimestriel.

67. Annales de la chirurgie française et étrangère, publiées par Bégin, Marchal (de Calvi), Velpeau et Vidal (de Cassis). Paris, 1841 à 1845, in-8°.

68. La Clinique des hôpitaux des enfants — et Revue rétrospective médico-chirurgicale et hygiénique, publiée par le docteur Vanier, du Havre. Paris, 1841 à 1846, in-8°.

Publication mensuelle, suspendue pendant l'année 1843.

69. L'Examinateur médical, rédigé par MM. Am. Dechambre et Aug. Mercier. Paris, 1841 à 1843, in-4°.

70. Répertoire du progrès médical, ou Résumé mensuel des principaux mémoires qui paraissent dans les journaux de médecine, de chirurgie et de pharmacie français et étrangers. Paris, 1843-1846, in-8°.

Ce recueil, rédigé par les docteurs H. Quenot et A. Wahu, change son sous-titre en 1844, et met : Compendium mensuel ; l'année suivante, on lit : ou Résumé mensuel des ouvrages et des journaux de médecine, de chirurgie, publié par le docteur Comet.

71. Encyclographie médicale, ou Résumé analytique et complet de tous les journaux de médecine et de pharmacie publiés en France. Paris, 1842 à 1846, in-8°.

Recueil mensuel publié par M. Lartigue.

72. Journal des découvertes et des travaux pratiques importants en médecine, chirurgie, pharmacie. Paris, 1843, in-4°.

Mensuel. Rédigé par F.-E. Plisson.

73. Journal de médecine. Paris, 1843 à 1846, in-8°.

Mensuel. Rédacteur en chef : Beau. Collaborateurs principaux : clinique médicale, Fouquier; clinique des maladies des enfants, Trousseau; pathologie médicale, Beau, Fleury, Gillette, Tanquerel des Planches. Dès la troisième année le titre porte seulement : par M. Trousseau.

74. Journal de chirurgie, par Malgaigne. Paris, 1843-1846, in-8°. Mensuel.

75. Annales de thérapeutique médicale et chirurgicale, et de toxicologie, publiées par le docteur Rognetta. Paris, 1843-1844, grand in-8°. Mensuel.

76. L'Abeille médicale, revue des journaux et des ouvrages de médecine. Paris, 1844-1866, in-4°.

Recueil rédigé d'abord par Comet seul (1844-1854), puis par Comet et A. Bossu en commun (1855-1856); enfin par A. Bossu seul (septembre 1856), auquel le journal fut adjugé pour le prix de 30,100 fr. La feuille, qui avait paru d'abord deux fois par mois, donna, à partir du 15 mars 1856, trois numéros mensuels.

77. Asmodée, revue des journaux, ouvrages de médecine, chimie, pharmacie et sciences accessoires. Paris, 1845-1846, in-4°.

Quinze livraisons seulement en un volume ont paru. Cette revue était mensuelle; le premier volume porte la signature de Deibl comme rédacteur en chef; les trois dernières livraisons sont signées : Le gérant, Élie.

78. Gazette médico-chirurgicale, paraissant tous les samedis. Paris, 1846, in-8°.

Rédacteur en chef : Tavignot. Il y a eu 29 numéros seulement, du 3 janvier au 18 juillet 1846.

79. Revue médico-chirurgicale de Paris, journal de médecine et de chirurgie réunis. Paris, 1847 à 18..., in-8°.

Mensuel. Fondé par le regretté Malgaigne.

80. L'Union médicale, journal des intérêts scientifiques et pratiques, moraux et professionnels du Corps médical. Fondateurs : MM. Richelot et Aubert-Roche. Rédacteur en chef : Am. Latour. Paris, 1847 à 1867, in-folio et in-8°.

81. La nouvelle Gazette de santé, journal des médecins, chirurgiens et principaux pharmaciens de la France et de l'étranger. Paris, 1847, in-folio.

Il n'y a eu, je crois, que deux numéros, en septembre 1847.

82. Revue clinique française et étrangère, journal des médecins praticiens. Paris, 1849 à 1852, in-4°.

Paraissant deux fois par mois. Le premier numéro fut lancé le 1er décembre 1849.

83. L'Indicateur médical, recueil destiné à porter à la connaissance du Corps médical tout entier les nouvelles, les avis, les renseignements, les annonces, etc., que MM. les médecins ont intérêt à connaître. Paris, août 1852, in-8°.

Un seul numéro a paru (?).

84. Le Moniteur des hôpitaux, journal des progrès de la médecine et de la chirurgie pratiques, rédigé par H. de Castelnau. Paris, 1852 à 18   , in-4°.

Trois fois par semaine. A commencé le **21 décembre 1852.**

85. La Presse médicale, journal des Journaux de médecine, rédigé par M. le docteur Alex. Mayer. Paris, 1853 à 18..., in-4°.

86. Gazette hebdomadaire de médecine et de chirurgie, bulletin de l'enseignement médical, publié sous les auspices du ministère de l'instruction publique. Rédacteur en chef, le docteur **A. Dechambre.** Paris, 1853 à 1866, in-4°.

Le premier numéro a paru le 7 octobre 1853.

87. Archives de physiologie, de thérapeutique et d'hygiène, sous la direction de M. Bouchardat. Paris, 18..., in-8°.

88. La France médicale et pharmaceutique. Rédacteur en chef, le docteur Félix Roubaud. **Paris, 1854 à 18..., in-4°.**

89. L'Art médical, journal de médecine générale et de médecine pratique. Paris, 1855 à **18..., in-8°.**

90. L'Univers médical, journal de médecine éclectique et du progrès médical. Rédacteur-propriétaire, le docteur de Falberg. Paris, 30 décembre 1855, in-4°.

Le premier numéro est orné d'une affiche.

91. L'Unité, journal de pathologie générale et spéciale, théorique et pratique. Rédacteur en chef, docteur Colas. Paris, 1er février 1856, in-8°.

92. Revue étrangère médico-chirurgicale, paraissant deux fois par mois. Paris, 16 octobre **1856, in-4°.**

93. Moniteur d'hygiène et de salubrité de France. Paris, 1857, in-8°.

Je ne connais de ce recueil que le premier numéro, qui a été donné le 1er mars 1857.

94. Le Mouvement médical (et l'Association médicale réunis), journal de l'enseignement médical, pharmaceutique et vétérinaire, paraissant tous les dimanches. Rédacteur en chef, **M. Pascal;** directeur scientifique, docteur Dupré. Paris, 1862 à 186..., in-8°.

95. L'Écho médical, journal hebdomadaire et encyclopédique des sciences médicales, par le docteur Armand ; 185..., in-4°.

96. L'Art médical, journal de médecine générale et de médecine pratique. Rédacteur en chef, le docteur Davasse. Paris, 1857, in-8°. — Mensuel. Par livraisons de cinq feuilles.

97. La Médecine contemporaine. Paris, 18..., in-8°.
Hebdomadaire. Rédigé par Émile Duval.

98. Le Courrier médical, journal des journaux de médecine. Paris, 185..., in-4°.
Bi-mensuel. Directeur-gérant, C.-A. Philippe.

99. L'Association médicale, par le docteur Elleaume. Paris, 186....

100. Moniteur d'hygiène et de salubrité de France. Administrateur général, F. Le Marié de Champtenay. Paris, 1857, in-8°.

Bi-mensuel. Le premier numéro a paru en mars 1857. Collaborateurs : A. Delafond, A. Champon, J. Valserres, A. de Cezena, A. Tardieu, Reinvillier, A. Boisgontier. J. de Loynes, J. Burat, etc.

II

Journaux spéciaux de médecine : Obstétrique, maladies des femmes et des enfants, oculistique, dermatologie, médecine et chirurgie militaires, balnéologie, orthopédie, psychiâtrie, électro-thérapie, etc.

101. Les douze mois de l'école anticésarienne, ouvrage périodique publié par le citoyen Sacombe. Paris, an VI (1797), in-8°.

Mensuel. Il n'a paru que quatre numéros de cette feuille d'un charlatan émérite. J.-P. Sacombe !.... Ce nom rappelle un accoucheur qui a fait beaucoup parler de lui, mais par des voies peu honorables. Enivré d'ambition, il s'éleva avec violence contre l'opération césarienne, ou plutôt contre ceux qui la pratiquaient. Ses injures furent poussées à un tel degré, que Baudelocque, le plus maltraité par le pamphlétaire, fut forcé de traduire Sacombe devant les tribunaux, où il fut condamné à des dommages-intérêts qui l'obligèrent de se réfugier à l'étranger.

102. Archives de l'art des accouchements, par Jacques-Frédéric Schweighœuser. Strasbourg, an IX (1801), in-8°.

103. Lucine française. Paris, 1802, in-8°.

Revue dirigée par l'accoucheur de mauvais aloi Sacombe.

104. Journal du galvanisme, de vaccine, etc., par une Société de physiciens, de chimistes et de médecins, rédigé par J. Nauche. Paris, ans XI à XII (1803), in-8°.

105. Journal d'accouchements, par Pierre-Étienne Morlanne. Metz, ans XII à XIII (1804 à 1805), in-8°.

106. Journal de vaccine et de maladies des enfants, dirigé par M. James. Paris, 1829 (?) à 1846, in-8°.

107. Annales d'hygiène maternelle, par Théodore Léger. Paris, 1831 à 1833, in-8°.

Mensuel. A commencé le 15 mai 1831. Il n'y a jamais eu, je crois, que 21 numéros.

108. La Maternité, etc. Propriétaire éditeur, J.-C. Cappé. Paris, octobre 1840, in-8°.

Un seul numéro.

109. Annales d'obstétrique, etc., par Andrieux, de Brioude, et Lubanski. Paris, 1842 à 1844.

Paraissait tous les deux mois.

110. Le Congrès médical, journal de médecine et d'ophthalmologie, de publication et de transactions médicales. Paris, 1840, in-4°.

Paraissant tous les mois. Les numéros sont signés : Lagoguey-Saint-Joseph, docteur oculiste, rue de la Chaussée-d'Antin, 70.

111. Archives d'ophthalmologie, par M. A. Jamain. Paris, 1853 à 185 , in-8°.

L'avant-propos est daté du 15 juillet 1853.

112. Annales des maladies de la peau et de la syphilis, publiées par Alphée Cazenave. Paris, 1843 à 1852, in-8°.

Mensuel. Interrompu d'août 1844 à septembre 1850. A partir du tome III, Alphée Cazenave s'adjoint Maurice Causit. Le journal a commencé le 15 août 1843.

113. Journal de médecine militaire, publié par ordre du Roi, et rédigé par Dehorne. Paris, 1782 à 1788, in-8°.

114. Journal de médecine, de chirurgie et de pharmacie militaires, rédigé sous la surveillance de MM. les inspecteurs généraux du service de santé, par M. Biron et M. Fournier. Paris, mars 1815, in-8°.

Étienne, Bégin, Laubart, Jacob, C. Broussais, Marchal (de Calvi), Boudin, A. Judas, Riboulet, etc., ont participé à la rédaction de cette feuille.

115. L'Écho du Val-de-Grâce, paraissant tous les dimanches. Paris, 1848 à 1850, in-folio.

A commencé le 2 avril 1848.

116. Revue scientifique et administrative des médecins des armées de terre et de mer. Rédacteur-gérant, V. Rozier. Paris, 1er juin 1850 à 185...., in-8°. — Bi-mensuel.

117. Bulletin de la médecine et de la pharmacie militaires. Paris, 1852 à 185..., in-8°. Publication irrégulière.

118. Recueil de mémoires de médecine, de chirurgie et de pharmacie militaires, rédigé sous la surveillance du Conseil de santé des armées, et publié par ordre du ministre de la guerre. Paris, 186..., in-8°. — Mensuel.

119. Archives de la médecine navale. Directeur de la rédaction : A. Le Roy de Méricourt. Paris, 1864 à 1866, in-8°. — Mensuel.

120. Journal, ou Recueil périodique d'observations sur les effets des eaux de Plombières dans plusieurs maladies chroniques. Paris, an VII (1799), in-8°.

Par J.-F. Martinet, ancien médecin de l'armée du Rhin, médecin inspecteur des eaux de Plombières.

121. Annales de la méthode fumigatoire, ou Recueil d'observations pratiques sur l'usage médical des bains et douches de vapeurs, par T. Rapou, Paris, 1825, in-8°.

Je ne connais qu'un seul numéro.

122. Gazette des Eaux. Rédacteur en chef, M. Germond de Lavigne. Paris, 1858 à 1866. In-4°.

Hebdomadaire. Le premier numéro a paru en mars 1858.

123. Revue des eaux minérales de France et de l'étranger, recueil mensuel. Paris, mai 1842 à octobre 1843, in-8°.

Les rédacteurs de cette feuille ont été : Bertrand, Bourdon, Capuron, Cazeaux aîné, Henry, L. Marchant, De Verrac, Pâtissier, Prunelle, Therrin, Walferdin.

124. L'Aréthuse, journal général des eaux et bains de mer de la France et de l'étranger. Chronique littéraire, scientifique, et des modes. Paris, 16 juillet au 1er octobre 1844. in-4°.

Hebdomadaire. Rédacteur en chef : Pernot.

125. Le progrès, journal des sciences et de la profession médicale. Annales de l'hydrothérapie rationnelle. Rédacteur en chef, le docteur Louis Fleury. Paris, 1858 à 1860, in-8°.

Le premier numéro a paru le 1er janvier 1858.

126. Le Monde thermal, journal hebdomadaire. Médecine, hydrologie, hydrothérapie, eaux minérales, bains de mer, résidences d'hiver. Directeur : M. J. Bernis. Paris.......

127. Journal clinique ..... sur les difformités dont le corps humain est susceptible à toutes les époques de la vie..... Par C. A. Maisonable. Paris, 1825 à 1829, in-8°.

128. Revue des spécialités et des innovations médicales et chirurgicales. Fondée et dirigée par Vincent Duval. Paris, 185..., in-8°.

129. L'Esculape, journal des spécialités médico-chirurgicales..... Rédacteur en chef : S. Furnari. Paris, 1839 à 1841, in-folio.

130. Annales médico-psychologiques, par MM. Baillarger, Cerise, et Moreau (de Tours). Paris, 1843 à 1866, in-8°. — Mensuel.

131. Archives cliniques des maladies mentales et nerveuses, par Baillarger. Paris, 18.....

132. Journal de médecine mentale. Rédacteur : M. Delasiauve. Paris, 1861 à 1866, in-8°.

Mensuel. Rédacteurs principaux : Casimir Pinel, Berthier, Benedict-Gallet de Kulture, Semelaigne, Bourneville, Teinturier.

133. L'électro-thérapie. Rédacteurs en chef : les docteurs F. Bourdonnais et B. Lunel.

Le premier numéro a paru le 15 décembre 1856.

134. L'Électricité médicale, revue pratique française et étrangère de l'électricité, du galvanisme et de l'électropuncture appliqués à la thérapeutique. Rédacteur en chef : le docteur Desparquets. Paris, 1857, in-8°.

135. Journal de l'instruction des sourds et muets et des aveugles, par M. Bebian. Paris, 1826, in-12.

136. L'avenir médical de l'iodure de fer. Rédacteur en chef : Jozion.

Le premier numéro à paru le 10 mai 1858.

III

Journaux de médecine populaire (publiés à Paris).

137. La Santé, journal des familles, encyclopédie des connaissances usuelles et nécessaires pour tous, publié par une société de savants, de médecins et de gens de lettres. Paris, 10 novembre 1825, in-4°.

Un seul numéro, c'est tout ce qui a paru.

138. Nouvelle Hygie, journal de médecine, d'économie domestique et rurale, de littérature, mœurs et théâtres, par une Société de médecins et de gens du monde. Paris, 3 juillet 1826 au 29 novembre 1827, in-4°. — Paraissait deux fois par semaine ; a eu une suite sous le titre suivant : Hygie des manufacturiers et des industriels... Paris, 2 décembre 1827, in-4°.

139. Journal des hôpitaux, par une Société de médecins, d'avocats et de gens de lettres. Paris, 1826, in-8°.

140. Le médecin du peuple, journal de santé et de médecine domestique, par une Société de médecins. Paris, 1827, in-4°.

Cette feuille hebdomadaire a eu pour rédacteur en chef Chaponnier.

141. L'ami des peuples et du perfectionnement physique et moral de l'homme..... Paris, 1830, in-8°.

Feuille rédigée par le docteur Morel de Rubempré, celui-là même qui lança un libelle destiné à mettre quelques préceptes de médecine à la portée des gens du monde, et sur le frontispice duquel il avait placé son portrait entre celui d'Hippocrate et de Galien.

142. La Comète (« hygie » et « Gazette des ménages » réunies). Hygiène, économie domestique, éducation. Paris, **1831**, in-folio.

Paraissait les jeudis et les dimanches de chaque semaine. A commencé le 3 avril 1831.

143. La Santé, journal populaire de médecine naturelle, paraissant une fois par mois. Paris, **1833**, in-folio.

144. Le Critique médical, journal mensuel à l'usage de toutes les classes de la société, destiné à combattre les mauvaises doctrines médicales. Paris, **1834**, in-8°.

Le n° 1 est tout ce qui a paru. Le propriétaire-rédacteur était Antoine Francon.

145. La Propagande, journal de médecine usuelle. Paris, **1839** à **1840**, in-8°.
Bi-mensuel.

146. Journal d'hygiène et de médecine populaires, publié par M. Thivet et Briois, rédacteur en chef. Paris, **1844**, in-8°.

Revue mensuelle qui a eu six numéros, et qui a commencé le 15 janvier 1844.

147. La Santé, journal d'hygiène publique et privée à l'usage des gens du monde. Paris, 5 janvier **1845**; avril **1847**, in-4°.

Revue hebdomadaire, dirigée par G. Richelot.

148. La Santé, journal d'hygiène et de médecine à l'usage des familles. Paris, n° **1**, avril **1845**, in-8°. Directeur, M. Astoul.

149. Nouvelle Gazette de santé, par une société de médecins. Paris, **1846** à **1847**, in-folio.
Rédacteur en chef : Parent-Aubert. Il n'y a eu, je crois, que deux années, du 29 novembre 1844 au 25 avril 1847.

150. Revue élémentaire de médecine et de pharmacie domestiques, par F.-V. Raspail. Paris, 15 juin **1847**; 15 mai **1849**, in-8°.

151. La Santé publique et privée, journal utile à tous. Paris, **1849**, in-folio.
Je ne connais que cinq numéros, du 22 avril au 29 mai 1849. La partie médicale était confiée au docteur Dancel; la partie scientifique à M. Julius Blin.

152. Le Médecin de la maison, journal d'hygiène, de médecine et de pharmacie usuelles, par Reinvillier. Paris, **1850** à **1857**, in-4°.

153. La Santé universelle, Guide médical des familles, des curés de campagne, des instituteurs, publiée par le docteur Jules Massé, secrétaire de M. Récamier. Paris, **1851** à 185..., in-8°.
Mensuel. A partir du n° 9 du tome III, le rédacteur en chef est le docteur Henri Cotin, élève de Récamier.

154. La Bibliothèque médicale des familles, publiée par le docteur Antoine Bossu. Paris, **1852**, in-8°.
Je ne connais que quatre numéros, dont le premier a paru le 15 avril 1852.

155. L'Ami de la Santé, journal des familles. Paris, 5 janvier **1856**, in-4°.

156. Le Phare médical, journal des curés, des maires, des religieuses, des instituteurs ou institutrices, des chefs de famille et de toutes les personnes charitables. Paris, août 1858.

IV

Journaux de magnétisme animal et d'homœopathie.

157. Archives du magnétisme animal, publiées par le baron D'Hénin de Cuvillers. Paris; 1820 à 1823, in-8°. — Mensuel.

158. L'Hermès, journal du magnétisme animal, par une Société de médecins. Paris, 1826 à 1829, in-8°.

159. Le Propagateur du magnétisme animal, par une Société de médecins. Paris, 1827 à 1828, in-8°.

160. Journal de magnétisme animal. Paris, 1830 à 1842, in-8°.

Revue fondée par J. J. A. Ricard et continuée par Eugène Villemin. M. le baron Du Potet l'a reprise en 1857, par cahiers bi-mensuels.

161. Le Prométhée, revue scientifique du magnétisme animal. Directeur : Alexandre Mayer. Besançon, 1840, in-8°.

Je n'ai vu que le prospectus.

162. Transactions du magnétisme animal, rédigées et publiées par Alphonse Teste. Paris, 1841, in-8°.

163. La somnambule, journal du magnétisme, fondé et dirigé par Auguste Possin. Lyon, août 1843, in-8°.

164. Journal des magnétiseurs et des phrénologistes spiritualistes. Versailles, 23 juin 1850, in-8°.

165. L'Union magnétique. Paris, 1853.

166. Journal de la médecine homœopathique, publié par MM. Léon Simon et Curie. Paris, 1er décembre 1833 au 15 janvier 1835, in-4°.

Parut deux fois par mois, puis devint mensuel. Réuni au journal suivant, *ejusdem farinæ.*

167. Archives de la médecine homœopathique...., sous la direction de A.-J.-L. Jourdan. Paris, 1834 à 1838, in-8°.

168. Revue critique et rétrospective de la matière médicale spécifique, par une Société de médecins. Paris, 1840 à 1842, in-8°.

Petroz, Roth, Chargé ont noirci du papier dans ce journal.

169. Journal de la doctrine Hahnemannienne, publié par le docteur Molin. Paris, 1840, in-8°.

170. Annales de la médecine homœopathique, par Léon Simon, Iahr, Croserio. Paris, 1842, in-8°.

171. Le Révélateur, journal scientifique, littéraire et artistique..... Paris, 18 mai, 22 juin 1844, in-4°.

1872. L'Avenir médical, journal des intérêts de tous, ayant pour but la démonstration pratique du nouvel art de guérir, l'homœopathie et le magnétisme, par la fondation d'un hôpital homœopathico-magnétique pour cent cinquante à deux cents enfants; rédigé par un comité de docteurs-médecins-magnétiseurs. Paris, 1844 à 1845, in-8°.

173. Gazette homœopathique de Bordeaux. Bordeaux, 1847 à 1848, in-8°.

Ebers, Gay, et L. Marchant ont travaillé à cette feuille.

174. Journal de médecine théologique et des phénomènes surnaturels, expliqués d'après les principes d'une philosophie saine, véritable et orthodoxe, utile aux médecins, aux théologiens, aux séminaires, etc. Paris, 1847, in-8°.

175. Gazette homœopathique de Paris, publiée par les docteurs Roth et Davet. Paris, 1850, in-4°.

176. Revue générale homœopathique, publiée à Avignon, sous la direction du docteur J.-L. Béchet. Avignon, 1853 à 1856, in-8°.

177. Le Propagateur homœopathique, sous la direction du docteur Oriard. Paris, 1856, in-folio.

178. La Phrénologie, revue spiritualiste des manifestations de l'âme humaine. Rédacteur en chef, gérant, Pierre Béraud. Paris, 1857, in-4°.

V

Journaux généraux et spéciaux de médecine publiés dans les départements.

179. Journal de médecine, traduit de l'anglais. Dijon, 1781 à 1787, in-8°.

Dédié à Amelot de Chaillou, intendant de Bourgogne. C'est la traduction pure et simple du journal anglais de Samuel Foart, qui parut d'abord par cahier mensuel, puis par cahier tous les trois mois. Voici en quels termes G. Masuyer, médecin de Dijon, justifie cette traduction et l'impression en France de cette feuille :

« Le journal de médecine anglais intéresse de plus d'une manière les progrès de notre art.
« La pratique des médecins anglais tranche tellement sur la nôtre, leur doctrine est si diffé-
« rente de celle que nous suivons dans une infinité de circonstances, que l'art de guérir doit
« nécessairement retirer les plus grands avantages des discussions qui feront disparaître ces
« différences fondamentales, et qui ramèneront les deux nations les plus savantes de l'Europe
« à une manière uniforme d'envisager les mêmes objets. C'est dans l'esprit de cette heureuse
« révolution que j'ai entrepris ce travail..... »

180. Journal de santé et d'histoire naturelle, par les citoyens Villers et Capelle. Bordeaux, ans V et VI (1797-1798), in-8°.

181. Le Conservateur de la santé, journal d'hygiène et de prophylactique, par les citoyens Brion, médecin de la ci-devant Université de Montpellier,..... et Bellay, ancien médecin des armées des Alpes. Lyon, 1799, in-8°.

Paraissait tous les 10, 20 et 30 de chaque mois, par cahiers de huit pages. Le premier numéro a été lancé le 10 ventôse de l'an VII.

182. Journal des bains de Fonsanche, par J.-B.-E. Demorey-Delletre, de Montpellier. Montpellier, 1818 à 1819, in-8°.

183. L'Observateur provençal des sciences médicales, dédié à Hippocrate, par P.-M. Roux. Marseille, 1821 à 1825, in-8".

184. Journal de médecine de Montpellier, rédigé par J.-M. Audibert-Caille. Montpellier, 1823, in-8°.

Trimestriel. A eu, je crois, une courte existence; je n'ai vu que les deux premiers numéros, se référant aux mois de janvier et avril 1823.

185. Gazette hebdomadaire de santé. Lyon, 1823, in-8°.

186. L'Asclépiade, journal de médecine, chirurgie et pharmacie.... Marseille, 1823 à 1825, in-8".

J.-J. Ségaud a participé à la rédaction de cette feuille.

187. Journal médico-chirurgical du département du Var.... Rédigé par J.-M. Audibert-Caille. Brignolles, 1824, in-4°.

188. Journal médical de la Gironde.... Bordeaux, 1824 à 1826, in-8°.

Mensuel. Cette feuille, d'abord anonyme, finit, à partir du tome III, par donner les noms de ses principaux rédacteurs : Bonnet, Burguet, Dariste, David, Dupuch, Lapointe, Dupuy, Lartigue, Levacher de Boidville, Léon Marchant, Pereyra, De Saincric.

189. L'Analyste et journal médico-chirurgical du Var et des Alpes, rédigé par J.-M. Audibert-Caille. Brignolles, 1825, in-8°.

109. Journal de médecine du département de la Meurthe..... Nancy, 1825, in-8°. L'introduction est signée : A. Turet.

191. Journal des sciences médicales de la Haute-Garonne..... Toulouse, 1826, in-8°.

192. Éphémérides médicales de Montpellier. Montpellier. 1826, in-8°. S'est fondu en 1829 dans le suivant.

193. Mémorial des hôpitaux du Midi et de la clinique de Montpellier, par le professeur Delpech. Montpellier, 1829, in-4°.

194. Journal de clinique des hôpitaux de Lyon, publié par J. Gensoul et Alph. Dupasquier. Lyon, 1830, in-8°.

Mensuel. En 1831, Fr. Imbert remplaça Gensoul.

195. L'Observateur de l'Indre, recueil médical. Châteauroux, 1832, in-8°.

196. Gazette scientifique et spécialement médicale du département de Seine-et-Oise. Versailles, 1833, in-8°.

197. Bulletin médical de Bordeaux. Bordeaux, 1833 à 1847, in-4° et in-8°.

Il paraissait chaque semaine. A eu pour rédacteur-gérant J.-J. Cazenave, et porte, de 1837 à 1841, le titre de : Bulletin médical du Midi.

198. Journal des sciences médicales de Montpellier, publié par MM. Rousset et Trinquier. Montpellier, 1834. in-8".

Paraissait deux fois par mois.

199. Archives médicales de Strasbourg. Strasbourg, 1835, in-8".

Rédigé successivement par Stœber (seul) et par Lereboullet, Mangin, Ruff et Schutzemberger (en commun).

200. Le Novateur, journal médical, rédigé par D. Blagny. Dijon, 1836, in-8".

201. Journal de médecine et de chirurgie de Toulouse. Toulouse, 1837 à 1866, in-8".

Mensuel. Rédigé successivement par Dassier, Perpère, Gaussail, L. Parant, E. Filhol. La première série (1837 à 1848) comprend douze volumes. La deuxième (1849 à 1855), sept volumes. Cette feuille a cessé de paraître en 1867.

202. Gazette médicale de Montpellier. Montpellier 1840, in-8" et in-4".

Rédacteurs : Vailhe et Chrestien. Le 15 juin 1844, le nom de Vailhe disparaît. Parut deux fois, puis trois par mois, enfin devint mensuel.

203. Journal de médecine de Lyon.... Lyon, 1841, in-8°.

204. Gazette médicale de Strasbourg. Rédacteur en chef, le docteur F. Eissen. Strasbourg, 1841 à 1847, in-4°.

205. La Clinique, journal de médecine et de chirurgie pratiques, rédigé par le docteur Hubert-Rodrigues. Montpellier. 1841 à 1844, in-folio. — Bi-hebdomadaire.

206. Journal de médecine de Bordeaux. Rédacteur en chef, Costes. Bordeaux, 1843 à 1856, in-8°.

207. Journal de médecine critique et de bibliographie, par M. Pougens. Montpellier, 1843, in-8°.

Il n'y a eu qu'un seul numéro.

208. L'Hygie de la Corrèze..... Brives, 1844, in-folio. — hebdomadaire.

209. Revue médicale de Dijon. Dijon, 1844 à 1848, in-8".

Rédacteurs : pour la médecine, Salgues; pour la chirurgie, Brulet.

210. Journal de médecine, chirurgie et pharmacie de la Côte-d'Or..... Dijon, 1846, in-8". — Mensuel.

211. Revue médicale de Besançon et de la Franche-Comté, publiée par le docteur A. Mayer. Besançon, 1847, in-8°.

212. Gazette médicale de Lyon, fondée et publiée par M. Barrier. Lyon, 1849, in-4".

213. Revue thérapeutique du Midi. Montpellier, 1850 à 1866, in-8°.

Mensuel. D'abord rédigée par Fuster et Alquié (1850-1851), puis par Basbaste et Louis Saurel (1852-1854) ; enfin, par Louis Saurel seul (1855).

214. Bulletin médical et pharmaceutique de Montpellier. Propriétaire-rédacteur, F. Lutraud. Montpellier, 1850 à 1851, in-4°.

215. Gazette médicale de Toulouse, par MM. Guitard et Giscaro. Toulouse, 1851 à 1855, in-8°.

216. Revue des hôpitaux civils de Metz..... In-4°. — Mensuel.

217. Panthérapie, étoile de la mer, journal scientifique et religieux, à la plus grande gloire de la Sainte Vierge. Toulouse, 1852, in-8".

Je n'ai vu que les deux premiers numéros de ce singulier journal.

218. Annales cliniques de Montpellier, par M. A. Alquié. Montpellier, 1853 à 1857, in-4°.

219. Gazette médicale de l'Algérie. Rédacteur en chef, le docteur A.-A. Bertherand. Alger, 1856 à 1866, in-4°.

220. L'Union médicale de la Gironde, publiée par Ch. Dubreuilh, Dupont, Dupuy, Lachaze, Méran, rédacteur en chef gérant. Bordeaux, 1856 à 1866, in-8°.

221. Montpellier médical,...... 1857, in-8°.

222. L'Union médicale de la Seine-Inférieure ; 1861, in-8°.

223. L'Union médicale de la Provence ; 1864.

224. Bulletin médical du Dauphiné ; 1864.

225. Journal de médecine de Bordeaux ; 1866.

226. L'Épidaure, journal des officiers de santé militaires. Metz, in-8°.

227. Journal de médecine, de chirurgie et de pharmacie de Montpellier, par Baumes.

228. Revue médicale de Toulouse ; 1867.

229. Gazette médico-chirurgicale de Toulouse. Rédacteur en chef, A. Labeida. Toulouse, 1867, in-4°.

Hebdomadaire. Le premier numéro a paru le 23 février 1867.

230. Journal de l'Ouest. Rédacteur en chef, Laënnec. Nantes, 1867.

231. Gazette médicale de Dijon et de la Bourgogne, publié par le docteur Ripault. Dijon, 1er avril 1843 au 1er mars 1844. In-8° ; 1 vol.

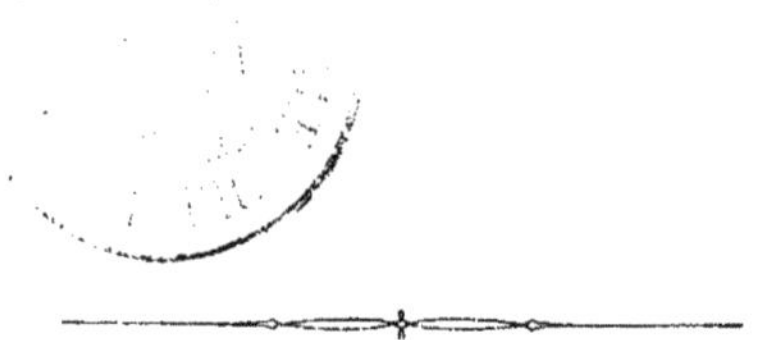

Paris. — Typographie Félix Malteste et C°, rue des Deux-Portes-Saint-Sauveur, 22.